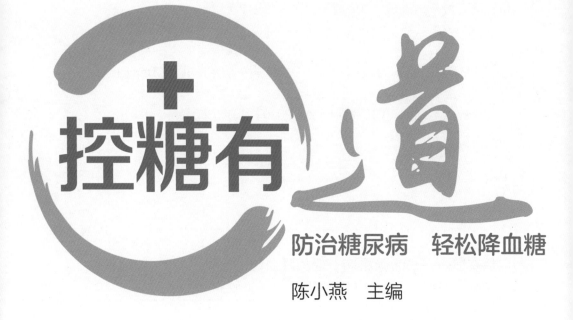

控糖有道

防治糖尿病　轻松降血糖

陈小燕　主编

SPM 南方出版传媒

广东科技出版社 | 全国优秀出版社

·广州·

图书在版编目（CIP）数据

控糖有道：防治糖尿病　轻松降血糖 / 陈小燕主编. —广
州：广东科技出版社，2020.7 （2021.4 重印）
ISBN 978-7-5359-7484-6

Ⅰ.①控… Ⅱ.①陈… Ⅲ.①糖尿病—防治 Ⅳ.①R587.1

中国版本图书馆CIP数据核字（2020）第096370号

控糖有道——防治糖尿病　轻松降血糖
Kongtang Youdao——Fangzhi Tangniaobing Qingsong Jiangxuetang

出 版 人：朱文清
责任编辑：邓　彦
装帧设计：友间设计
责任校对：李云柯
责任印制：彭海波
出版发行：广东科技出版社
　　　　　（广州市环市东路水荫路11号　邮政编码：510075）
销售热线：020-37592148 / 37607413
http：//www.gdstp.com.cn
E-mail：gdkjcbszhb@nfcb.com.cn
经　　销：广东新华发行集团股份有限公司
印　　刷：广州市彩源印刷有限公司
　　　　　（广州市黄埔区百合三路8号　邮政编码：510700）
规　　格：787mm×1 092mm　1/16　印张14.25　字数285千
版　　次：2020年7月第1版
　　　　　2021年4月第2次印刷
定　　价：49.80元

如发现因印装质量问题影响阅读，请与广东科技出版社印制室联系调换（电话：020-37607272）。

《控糖有道——防治糖尿病轻松降血糖》编委会

主　编：陈小燕

副主编：孙宝清　殷　鑫　李建华　于宝庆

编　委：黄晓淳　谭愈昱　韩文青　鲁　可

　　　　邓顺有　杨丽丽

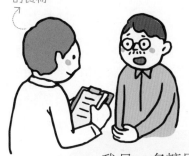

不能吃糖分高
的食物

前　言
Preface

　　我是一名糖尿病专科医生，但从小我却是立志要成为教师或者作家，虽然至今已经从医27个年头，心灵深处却仍然向往"诗与远方"，忙里偷闲之际，也一直喜欢写点东西自娱自乐。27年来，我从一个小医生成长为一名教授、主任医师，接触过的疾病以及患者众多，其中不乏许多让我感到唏嘘遗憾的故事，尤其是那些本来可以把疾病控制在萌芽阶段的，或者疾病本身完全能够借助现代的医药技术阻止病情进展的，却因为种种原因错过了最佳治疗时机的患者故事。个中原因与患者对疾病知识的"无知"密切相关。

　　有不少人对糖尿病怀有特别的恐惧，甚至谈"糖"色变。这不仅是因为糖尿病大军的人数众多以及后备军在不断增加，更重要的是糖尿病的并发症往往遍布全身器官、血管及神经，而这些并发症的发生和进展又常常悄无声息，当糖友①意识到时多数为时已晚，追悔莫及。

---

① 糖友：对糖尿病患者的友好的称呼。

　　萌发向糖友进行正面的科普知识教育这一念头源自10多年前读博士期间。当时我参与了国家的"十五"攻关课题，每月随访糖友近200人，在与他们零距离接触的过程中，深切地体会到教育糖友改变他们的生活方式及固有观念，在病情控制之中是多么的重要。我也从此形成了将健康教育融入日常诊疗中的习惯。然而，日常的医疗工作真的太忙了，而糖尿病的健康教育又离不开倾听与交流，需要很多时间。如何让糖友们更好地获得正面的健康教育及糖尿病防治知识？2008年，我们成立了多学科的糖尿病健康教育团队，团队成员包括来自不同学科的热爱健康教育的同事们，搭建了包括面向门诊糖友及高危人群的科普宣传教育平台，与医院的宣传部门以及《老人报》等媒体的志同道合者，搜集网络中提问较多的热点问题、结合身边的糖友故事进行科普教育。这种形式让糖友们感同身受地理解改变不良生活方式以及学习糖尿病知识在控糖（控制血糖）中的重要性。

　　这本科普书，正是我们在10年糖尿病预防与保健健康教育路上，在不同场景下接受采访及撰写的科普文章的汇编，文章以通俗易懂的表达方式，把糖尿病并发症防控中的热点问题及糖友故事向读者一一展示，希望达到让糖友们以平常心对待糖尿病，学会甚至掌握控制糖尿病并发症的技巧，在平衡饮食、科学运动、日常护理、监测血糖、药物使用以及并发症防范等方面做到心中有数，在与"糖"共存的人生路上，拥有与健康人一样的生活质量以及幸福指数。

　　最后，让我们一起努力，了解糖尿病，改变糖尿病。

陈小燕

2019年7月

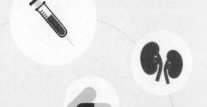

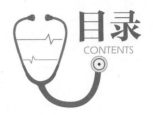

目录
CONTENTS

一　应对糖尿病及并发症　/ 1

目录
CONTENTS

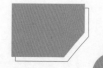

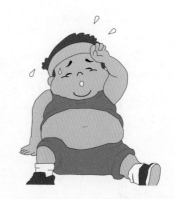

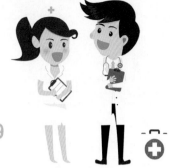

目录
CONTENTS

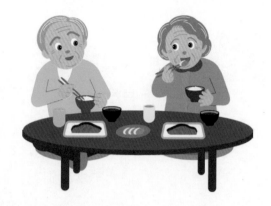

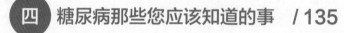

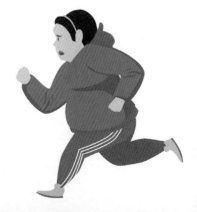

一 应对糖尿病及并发症

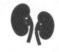

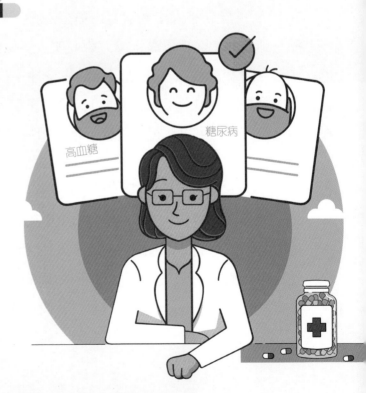

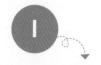

应对糖尿病，从我做起，从现在做起

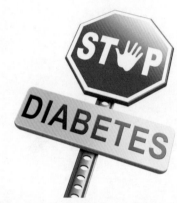

世界卫生日建立的目的是引起世界对卫生、健康工作的关注，提高人们对卫生领域的科学素养和认识，强调健康对于劳动创造和幸福生活的重要性。2016年4月7日是第67个世界卫生日，主题是"应对糖尿病"。

据权威部门统计，2008年全球估计约有3.47亿人患有糖尿病，2010年我国成年人中约有1.139亿糖尿病患者。据世界卫生组织预测，到2030年，糖尿病将成为第七项主要死亡原因。

尽管糖尿病至今仍被认为是终身性疾病，但相当部分的糖尿病（尤其是2型糖尿病）是可防可控的，了解并避开糖尿病发生、发展的危险因素，可以在很大程度上推迟糖尿病发生甚至可以不发生。

首先，让我们看看糖尿病究竟是怎么发生的？

糖尿病是遗传因素与多种环境因素作用的结果，当胰腺中的胰岛细胞产生不了足够的胰岛素或者人体无法有效利用所产生的胰岛素时，就会发生糖尿病。胰岛素是一种调节血糖的激素，它还有一个非常高大上的名字——"长寿激素"，我们的前辈们发现它能够给予生命所需的能量。如果我们吃进去的"糖"不能进入细胞作为能量消耗

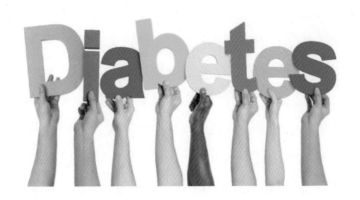

掉，就会大量蓄积在血液中造成危害，长期高血糖会严重损害身体各器官，从而导致心脏病、脑梗死、神经损伤、肾功能衰竭、失明、阳痿、肿瘤以及各种感染甚至截肢等疾病和后果。

那么，我们该如何防控糖尿病呢？

针对不同的人群，我们建议采取不同的应对策略。

策略一：养成健康的生活行为、预防糖尿病

随着年龄的增长（尤其是45岁以上），大部分人发生2型糖尿病的风险都会增高。养成健康的生活行为会让我们增加预防糖尿病的成功率，健康的生活有4个衡量指标，包括"良好的饮食习惯，适度运动，达到推荐的身体脂肪百分比，不吸烟"。据权威调查报告显示，这种生活行为特性，不仅可降低2型糖尿病的风险，还能有效降低心血管疾病以及许多其他健康问题，包括癌症的风险。

策略二：定期针对性检测、尽早发现糖尿病风险

糖尿病虽被称为终身性疾病，但这个病在早期阶段是可以逆转的，提早发现糖尿病的危险因素会让你终身受益。

糖尿病都有哪些危险因素呢？

（1）年龄在45岁以上。

（2）家人中有糖尿病患者：尤其是你的父母、兄弟姐妹等与你有血缘关系的人，这与基因有关；夫妻之间虽然没有血缘关系，但是常常同病相怜，这是由共同的生活习惯所导致的。

（3）肥胖者：特别是"肚子大、胳膊大、腿细"的人，如果男性腰围≥90cm，女性腰围≥80cm，提示脂肪可能已经在内脏和皮下堆积，它会阻止胰岛素的降糖作用，这种肥胖的人更容易成为糖尿病的后备军。

（4）生过巨大胎儿的妇女以及低体重的初生儿。

（5）吸烟者及酗酒者：长期吸烟会对你的胰腺产生毒害，也会加重与糖尿病相互影响的心血管疾病的发展；酗酒或者长期饮酒过量，对血糖影响也比较大。酒精可以产生大量热量，引起血糖不正常的波动，同时也会加速脂肪在内脏的堆积。

（6）精神压力大、情绪波动大者：精神的压力以及情绪的波动会影响到体内某些激素的分泌水平，造成内分泌紊乱。

（7）缺乏体育锻炼者。

（8）代谢综合征（高体重、高血压、高血脂、高尿酸）患者。

（9）长期高热量饮食者。

如果有多个上面的危险因素，那就更要重视了，应定期检测自己的血糖，同时积极消除可以改变的危险因素，比如降低体重、戒烟限酒、养成良好的饮食习惯、保持愉悦的心情、加强体育锻炼、控制好血压血脂尿酸等。这个时期如果积极应对，糖尿病是可能逆转的。功夫不负有心人，从现在开始努力吧。

策略三：平衡各种代谢指标在合理范围，预防慢性并发症

当已经发生了糖尿病怎么办呢？也不必紧张。如果只是高血糖，没有累及器官功能，这个时期尚可称为"亚健康"状态。如能把包括血糖在内的各种代谢指标如体重、血压、血脂、尿酸、血液黏稠度、营养素等控制在平衡状态，糖尿病的各种并发症是可以预防的。除了维持上面提到的健康的生活行为，还可以请教专业的医护人员，请他们指导制定适合自己的降糖方案并定期跟踪。同时，配合医生更好地管理自己的血糖——买一台属于自己的血糖仪，准备一个血糖日记本。血糖日记的内容包括：测血糖的日期、时间，空腹还是餐后两小时，早餐、午餐还是晚餐，吃的什么东西及数量（这很重要），做了哪些运动、多长时间，吃了何种药物……一旦长期坚持这样做，您会发现不但掌握了自己血糖升高的规律、知道谁是影响血糖的罪魁祸首，还掌握了通过调整饮食让血糖稳定的"技巧"。而这个日记本，还可以让医生帮您分析找出高血糖的原因，这实在是万金难买的宝贝。

策略四：接受现实、关注全局，预防器官功能下降

如果已经出现了糖尿病的并发症，那我们又该如何应对呢？这个时候，我们也不要气馁，这个时候我们的目标是预防并发症的急性加重或者器官功能的进一步下降。糖尿病有很多急性并发症和慢性并发症，最好能采取既来之、则安之的心态，积极配合医生，制定适合自己病情的治疗方案及饮食结构、调整各种代谢指标的控制目标，不但糖尿病的急性并发症可以大大减少、慢性并发症也可以长期维持稳定不加重。

糖尿病作为一个人人均有可能患上的、可防可控的慢性病，可以

说从什么时候开始着手预防都不为早。另外，即使是身患糖尿病甚至晚期了，仍然需要我们从日常的生活起居着手配合治疗，也就是说，从什么时候开始着手控制都有需要、都不为晚。从我做起、从现在做起，从坚持健康的生活行为做起，在疾病的不同阶段采取不同的措施应对糖尿病这个"甜蜜"的敌人。应对的核心是坚持健康的生活行为。做到"三早"：早预防，早发现，早治疗。牢记"五个要点"：多懂一点，少吃一点，勤快一点，放松一点，必要时候药吃一点。

将糖尿病肾病（简称"糖肾"）阻断在可逆转期

什么是糖尿病肾病？它又有着怎样的特征呢？

糖尿病肾病（又称糖尿病肾损伤）是糖尿病最常见的全身性微血管并发症之一，是糖尿病患者尤其年轻的1型糖尿病患者死亡的重要原因，也是慢性肾功能衰竭的主要原因之一。2010年流行病学研究表明，30%～40%的糖尿病患者将发展为糖尿病肾病甚至终末期肾脏病，目前治疗只能靠血液透析（洗肾）来提高患者

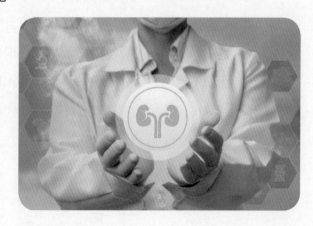

生活质量。糖尿病肾病以持续性小便呈现蛋白尿和肾功能进行性下降为主要特征，早期发现、早期干预有望阻止终末期肾病的发生，提高患者的生活质量。小便中微量白蛋白尿是糖尿病肾病的一个早期临床信号。

糖尿病肾病在临床上是如何分期的呢？

分5期。

Ⅰ期：患者可完全无症状，检查尿白蛋白排泄率也在正常范围（<20μg/min，或<30mg/24h）。但是，患者的肾脏体积已经有增大，并出现高滤过的现象（提示肾脏超负荷工作了）。

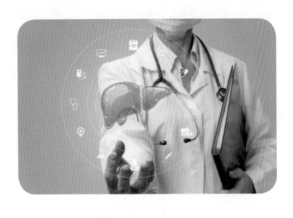

Ⅱ期：肾小球基膜增厚，但尿白蛋白排泄率仍正常，运动等应激后升高，休息后可恢复。

Ⅲ期：早期糖尿病肾病期，尿白蛋白排泄率持续在20~200μg/min（30~300mg/24h）范围，但尿常规中尿蛋白检查仍为阴性。大量研究显示在这一时期积极干预可有效防止或延缓肾功能衰竭的进展。

Ⅳ期：临床糖尿病肾病期，此时能检测到肾功能受损伤，肾小球滤过率下降，尿中出现大量白蛋白，或持续尿蛋白，此期约30%的患者出现典型的糖尿病肾病"三联征"，即大量尿蛋白（>3.0g/24h）、水肿、高血压的肾病综合征特点。

Ⅴ期：终末期肾功能衰竭，此时肾小球滤过率继续进行性下降，尿蛋白增多或可因肾小球荒废而减少，伴随低蛋白血症、水肿、严重高血压，常伴发视网膜病变、代谢性酸中毒、尿毒症性神经病变和心肌病变。

什么是微量白蛋白尿？

微量白蛋白尿是指尿中的白蛋白排泄率超过正常范围，但低于临床常规方法可检测到的尿白蛋白水平。即尿中出现微量白蛋白，尿白蛋白排泄率持续在$20 \sim 200 \mu g/min$（$30 \sim 300mg/24h$）范围。常用的微量白蛋白尿测定方法有两种：一是随机尿检查，又称点收集，以清晨首次尿最佳；二是24小时尿白蛋白总量测定，又称24小时收集。其中以点收集操作最为常用。

早期进行微量白蛋白尿筛检有何价值？

目前常常通过测定微量白蛋白尿来诊断和筛查糖尿病肾病，临床应用广泛。是诊断糖尿病肾病的最简单有效的方法，被国内外学者公认为糖尿病肾病早期诊断最有价值的敏感指标之一。

1型糖尿病患者如果病情控制不佳，一般在发病5年后出现微量白蛋白尿，其中80%最终发展为临床糖尿病肾病，多数患者死于慢性肾功能衰竭。20%～40%的2型糖尿病患者在糖尿病诊断成立时已出现微量白蛋白尿，多数患者死于心血管病变。由于糖尿病肾病早期症状不多，微量白蛋白尿时不易被重视或发现，相当多的糖尿病肾病患者是在有明显蛋白尿或合并明显浮肿时才被觉察。一旦发生糖尿病肾病，临床缺乏有效措施来控制其发展。因此，微量白蛋白尿的筛检对糖尿病肾病的早期诊断尤为重要。

早期干预有何手段呢?

早期的血糖控制非常重要:目标是将血糖尽可能控制在理想的范围,且波动幅度越小越好。

改变生活方式:包括减肥、适量运动、戒烟、戒酒、优质低蛋白糖尿病饮食。

降糖药物应用:包括口服降糖药及胰岛素治疗。对于糖肾患者,尽早使用胰岛素,能有效控制血糖且无肝肾损害。

降压药的应用:血压的控制是延缓慢性肾功能衰竭进程的关键,控制血压(收缩压小于130mmHg,舒张压小于80mmHg),选择血管紧张素Ⅱ受体拮抗剂或血管紧张素转换酶抑制剂。

其他:降低血清胆固醇、甘油三酯和脂质过氧化物、改善肾血流,抑制血小板聚集、改善微循环。

总之,糖尿病肾病的治疗是一个综合性治疗,包括血糖的控制、血压的控制、血脂的调整、营养治疗以及戒烟等多方面,必须制定有针对性的个体化治疗方案,有效控制血糖、血压是延缓肾脏病进展、降低糖尿病肾病患者心血管并发症发生率、改善预后的重要措施。因此,对糖尿病肾病早期应持续、有效、安全的控制血糖、血压,尽量达标。

早期干预是否可以逆转糖肾呢?

这个问题的答案是肯定的。

通过早期、积极、有效的综合治疗,不但能推迟"洗肾(血液透析)"的到来,甚至可以实现使白蛋白尿长期减少,推迟糖尿病肾病的发生。

3

糖尿病皮肤瘙痒症

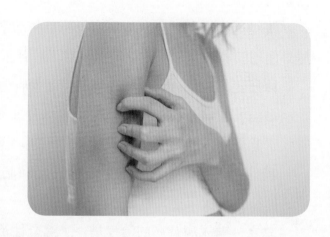

杨先生今年45岁，发现糖尿病已有5年，一直有服用降糖药治疗。近来他经常感觉全身皮肤瘙痒，特别是两个小腿部位，而且越抓越痒，但是表面不出疹，也不红。外搽止痒霜效果不明显，这是怎么回事呢？

按杨先生所描述的症状看来，属于糖尿病皮肤瘙痒症。这是由于糖尿病患者皮肤组织中含糖量增高，宜于细菌繁殖；再者，过高的糖分及其他成分，会随着汗液、皮脂腺液排泄出来，刺激皮肤而引起瘙痒。好发于腰背四肢，其次为腹部、口腔、外阴和肛周。四肢瘙痒症在糖尿病中很常见，据统计发生率为7%～43%。最初瘙痒可呈局部性，以后逐渐扩展至全身，瘙痒常为阵发性，尤以晚间为重，常因糖尿病的加重或情绪变化而促使瘙痒发作或加重。

糖尿病引起的皮肤瘙痒非常顽固，反复发作。治疗上有什么好办法呢？

针对这种病症的治疗和改善，首先，要控制好血糖。保证血糖处于正常范围内，才不至于让细菌有机可乘，也可以减轻高糖分泌物对皮肤造成的刺激。其次，在医生的建议下适当使用对症止痒剂也是必要的，要避免用手搔抓、不断摩擦，因抓破皮肤的糖尿病患者伤口难以愈合。忌用刺激性药品来止痒，因糖尿病患者皮肤对外界刺激的敏感性增强。此外，平时注意保持皮肤的清洁对改善瘙痒症状也是非常必要的，勤擦身，勤更换内衣，内衣质地以棉质为好，要柔软宽松，并选择透气好的内衣。洗澡时水温以37～40℃为宜，最好选用中性肥皂，不要用毛巾过度的擦洗皮肤，沐浴后可在局部擦护肤霜或润肤油也是有一定止痒效果的。

低血糖也爱"找"糖友

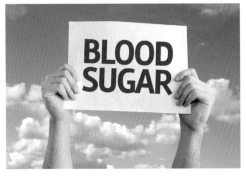

　　80岁的王婆婆患有糖尿病多年，且伴有肾功能不全。前不久王婆婆感冒了，由于没有胃口就少吃了点，但身为"老糖友"的她仍一如既往地按剂量服降糖药。不料，家人回家后发现王婆婆昏倒在地上。送院后，医生给王婆婆测量了血糖，结果显示只有2.1mmol/L，诊断为低血糖引起的昏迷。对此，我们提醒，在一些特殊情况下，糖友控制血糖要适当宽松些，否则就会带来突发性低血糖的危险。

肝肾功能不好更易低血糖

低血糖是糖尿病治疗过程中很常见的一种急性并发症，糖友当血糖值小于3.9mmol/L时，便可诊断为低血糖。很多人会疑惑，糖友们是血糖高，怎么又会容易低血糖呢？人体的血糖要保持平衡，是降糖激素胰岛素和升糖激素胰高血糖素等共同调节的结果，前者负责降低血糖，后者促使血糖升高。于糖友而言，不仅胰岛素的分泌功能差，胰高血糖素的分泌也较正常人少。

有些糖友容易发生自发性低血糖，是因为当身体对能量的需求没有及时得到满足时，如过度控制饮食、空腹运动、各种应激反应如感冒等。另外，服降糖药后或者打胰岛素针后没有及时进餐，这时会导致血糖降低而胰高血糖素没有及时分泌或者分泌的量不足，血糖就会失衡，就会造成低血糖。

其次，肝肾功能不好的糖友更容易发生低血糖。肝脏是代谢胰岛素的脏器，肾脏是排泄胰岛素的脏器，若肝肾功能不好，体内的胰岛素就会积蓄，到一定程度就会诱发低血糖，这种低血糖往往发生在早上空腹时。

此外，吃大量甜食（尤其单糖）也会容易引起低血糖。这是因为单糖甜食容易吸收且升糖指数高，会刺激胰岛素过量分泌，从而可能诱发致命性、反应性低血糖。

低血糖也会"悄无声息"

发生了低血糖，一般来说交感神经会兴奋，出现如心慌、手抖、出汗、头晕等表现，这是身体的一种保护反应，告诉患者发生低血糖了，让患者马上去处理（比如吃东西）来解除这个危险。但若是患者反复发生低血糖，大脑就会对低血糖的感知变得迟钝或无感知。反复低血糖的患者，或者低血糖发生的速度慢、持续时间长的话，患者可能没有反应，患者难以察觉，就更危险了。这种情况更容易发生在1型糖尿病尤其是胰岛功能差的患者身上。

虽然低血糖没有症状，但身体还是对血糖有需求的，特别是大脑。若低血糖发生5分钟，大脑就会开始缺氧，造成大脑神经元细胞的损害，但只要马上补充能量，这种损害是可逆的。若低血糖持续存在6个小时以上，或血糖值低于2.8mmol/L时，大脑就会发生不可逆的损伤（相当于发生了缺血性脑梗死）。除了对大脑的损伤外，低血糖也会导致全身的脏器缺氧。因此，对于糖友来说，随身携带血糖仪非常必要，经常监测血糖很重要，特殊时期还应随时测血糖。

"救治卡"、喝糖水应对低血糖

低血糖来得凶猛，糖友又该如何应对呢？当发生轻度低血糖时，患者应该立刻食用含糖食物，如面包、果汁、糖水、水果糖等，并及时监测血糖值。若血糖值仍然低于3.9mmol/L，症状没有完全消失，应继续补充含糖食物直到血糖恢复正常，必要时可以喝葡萄糖尤其适用于服用某些抑制淀粉类物质转化为葡萄糖吸收的降糖药时引起的低血糖。对于已经发生昏迷的低血糖患者，应第一时间送医院处理，这时除了补充葡萄糖外，还可能需要通过静脉注射胰高血糖素或者糖皮质激素等升糖激素来对症治疗。

对于糖友来说，随身携带含糖食物和"救治卡"很重要。糖友可在卡上记录一些简单的信息，如自己的名字、患病情况、目前使用的降糖药物、家人的联系方式等，方便路人施以援手。

而对于低血糖，预防胜于治疗。因此，糖友要时刻监测自己的血糖，特别是在新近服用降糖药或注射胰岛素之后。若要进行一些体力活动时，如运动前，血糖值低于7mmol/L，就要先吃点东西再运动。对于老年的糖友，对饮食的控制也不宜太严，一般空腹血糖值不超过7.8mmol/L，餐后血糖值不超过11.1mmol/L即可。

糖友出汗异常小心心血管神经受损

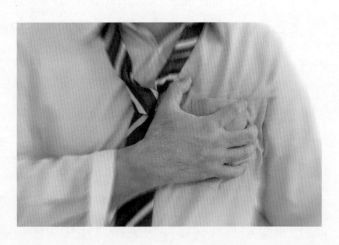

糖尿病患者是心血管疾病的极高危人群。研究数据显示：超过半数的糖尿病患者死于心血管疾病，正因为如此，糖尿病被医疗界称为"冠心病的等危症"。因此，糖友不能只把注意力放在控制血糖上，还应警惕早期心血管病变的征兆。下面是我们收集的围绕糖尿病早期心血管病变的一些问答。

问：糖尿病不是血糖高吗，和心血管病有什么关联？

答：从糖尿病到心血管疾病，仅一步之遥，甚至是同步发生的。

因为糖尿病易引起大血管病变、微血管病变、肿瘤、慢性感染这四大并发症。其中大血管病变是指主动脉、冠状动脉、脑基底动脉、肾动脉、下肢动脉等这些大中动脉的粥样硬化，而这些动脉血管支配着脑、心脏、肾脏等重要器官。与非糖尿病患者相比，糖尿病患者动脉硬化发病较早、发展较快、病情较重、病死率高。

微血管病变指的是毛细血管基膜增厚，微血管瘤发生，血液黏稠度增高，血小板黏附和聚集，最后导致微血管闭塞。糖尿病患者发现大血管不对劲的时候，小血管往往已经堵得一塌糊涂了。因此，有糖尿病的心血管疾病患者比没有糖尿病的心血管病患者更为复杂难治。

问：糖友无预兆突然心肌梗死，死亡的风险也会更高吗？

答：是的。这种"无痛性心肌梗死"使得糖尿病患者的心血管疾病更为隐秘。因为发生血管病变在损伤血管的同时，神经的损伤常常不可避免，如果被损伤的神经刚好是心血管的神经，就容易发生无痛性心肌梗死。当出现心脏缺血、心血管闭塞的情况时，患者不会有任何感觉，后果是直至死亡患者都不知道怎么回事。据统计，如果长期血糖控制不良，30%~70%的糖尿病患者易并发糖尿病神经病变，并且患糖尿病时间越长，发生率越高。相反地，血糖控制得越好，神经损伤的风险越小。

问：糖友哪些征兆提示自己的心血管神经功能受损？

答：**第一，体位变化时心率是否变化。**正常人躺姿与坐姿，心率变化在10次/min左右。若体位改变后心率无相应变化，则需警惕心血管神经受损。

第二，看运动时心率是否变化。心跳由心脏神经支配，运动时心率会相应增快，若心率在达到一定程度的运动量时无变化，提示心脏神经出现了问题。另外，可以通过听心跳判断心脏神经是否受到严重损伤，正常人心音是"咚哒、咚哒"的声音，如果心血管的神经受到损伤，心音听起来就是"哒、哒、哒"的声音。

第三，出汗是否正常。糖友若发生自主神经功能紊乱，常伴随汗腺分泌异常，从而出现多汗、少汗甚至无汗，或者半身出汗，半身无汗的异常情况。

第四，是否腹胀、便秘或腹泻。糖友出现肠胃蠕动减缓或肠胃易激惹，可能是肠胃神经受损的表现，尤其是糖尿病患病时间较长的糖友，典型表现为好几天不排大便，没有便意；或者总是感觉腹胀，感觉食物不消化；或者一天拉几次大便，每次的量又不多……若出现上述情况且按普通的胃肠道疾病来治疗后效果不佳的话，就更应警惕了。

第五，看脚是不是经常发麻或发凉。脚如果有对称的麻、针刺感、冷感，这种感觉往往提示有神经的损伤，如果在夏天或温暖的环境中，这种感觉仍然存在（比如，感觉即使盖着被子，脚也不暖）的话就更应该重视了。

特别要指出的是，上述第三、四、五点虽然出现症状的位置不在心血管，却能提供非常重要的心血管神经受损的信息。

问：如何预防并发症，多久做一次检查？

答：对于2型糖尿病患者，特别是病程在5年及以上的患者，建议至少每年全面评估一次心血管病变的风险。同时，还需要找出心血管病变的危险因素来进行及时有效的控制。

首先，可做静态的心电图和动态心电图，通过观察患者心率的变异度来直接判断心血管神经功能是否受损伤。其次，可以做神经肌电图、浅表的动脉如颈动脉及下肢动脉彩超，间接地了解心血管及神经的情况。若病情需要进一步观察心脏状况，还可做心脏血管CT检查，直接观察冠状动脉各个分支的状况。

另外，每年检查尿液中的白蛋白水平，有血压异常的糖友还应每年检查24小时动态血压，这些项目都有助于推测心血管疾病的风险。

问：如何治疗能有效预防心血管病变？

答：通过检查，如发现已经存在心血管危险因素（如血压、血脂、血液黏稠度及体重异常）的患者，应采取综合管理策略，在控制血糖的同时，全面管理好各种心血管危险因素，包括降压、调脂、减肥、戒烟等措施，有望最大限度地降低心血管事件和死亡风险。此外，糖友在选择治疗药物时，建议选择既能降血糖、又能保护心血管的降糖药物。早期全面的治疗能有效地推迟心血管疾病的发生，甚至逆转心血管病变的严重程度。

糖友思睡，谨防低血糖

王叔得糖尿病快5年了，血糖一直控制得还不错。近期，王叔感觉自己总是精神不济，白天打瞌睡。开始，王叔认为是睡眠质量不好所致，但

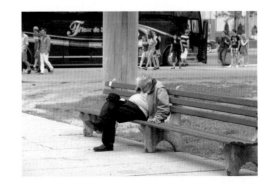

是这两天王叔晚上早早就睡了，白天仍然提不起精神。那么，王叔到底是怎么了？白天思睡与糖尿病有关联吗？

糖友日间思睡概率高

研究发现，糖尿病与日间思睡有着非常紧密的联系，糖友出现日间思睡的发生率是其他人群的两倍。糖友之所以容易出现日间思睡，最常见的大致有三类原因：

1. 晚上睡眠不佳：30%以上糖友有肥胖困扰，而肥胖人群往往伴随着睡眠呼吸暂停综合征，从而影响其夜间睡眠质量，所以白天出现精神不济及思睡现象。

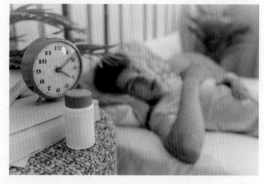

2. 低血糖：大脑的活动需要能量的供应，而当能量不足时，大脑进入"休眠"，人体就会表现出思睡症状。当糖友出现低血糖时，血液内的葡萄糖不足以供给大脑活动所需要的能量，自然会出现思睡现象。如糖友在餐前、睡前、空腹时思睡或犯困，应高度怀疑是否发生低血糖。如不能及时发现低血糖，任其发展，严重的话有可能诱发脑梗死。

3. 高血糖：糖友处于高血糖状态，其血液黏稠度会增高，血液流速会相应减慢，血液中的氧分不能及时输送到脑部，从而导致思睡症状。平时血糖控制不好的糖友如出现由高血糖引发的思睡或犯困，应高度警惕可能已经发生腔隙性脑梗死（也称"小中风"）。

出现思睡，立即测血糖

那么，糖友出现日间思睡现象，应该如何应对呢？我们的建议是应立即测量血糖，确定病因，再进行针对性治疗。

低血糖吃块糖

糖友低血糖的标准应较常人放宽。正常人低血糖是低于2.8mmol/L，而糖友血糖一旦低于4mmol/L即应视为低血糖范畴，应立即进食一些可快速升糖的食物，如吃一块水果糖或吃一小块面包，或喝半瓶甜饮料等，随后观察15分钟再测血糖，如仍有不适症状应及时就医。

高血糖打短效胰岛素：如是高血糖（＞17mmol/L）引起的思睡，应急的方法是马上注射短效胰岛素2～4个单位或立即就医，同时多喝水。

血糖正常，多喝点水：如血糖处于正常范围，应注意可能是其他原因引发的思睡，此时建议糖友测血压，必要时多喝点水，注意休息，必要时就医。

如没有条件立即测量血糖，平时血糖控制较好的糖友可将其当作低血糖处理。由于糖尿病的治疗前提是避免低血糖的发生，一次严重的低血糖可以扼杀前期所有的控糖治疗成果，所以如果不能明确血糖情况，出现思睡、提不起精神等症状，糖友可先吃块水果糖，观察精神是否转好，随后立即就医。

老糖友血糖目标应在高线

有一个的误区值得重视，不少糖友发现血糖降低时，都会很开心。但其实对于糖友来说，低血糖的危害往往高于高血糖，尤其是对老糖友来说，其血糖应尽量控制在安全范围内的高线，且年龄越大，对血糖的要求应越宽松。

糖友应对低血糖高度重视，在第一次发现低血糖时，就应详细记录当时情况并及时就医。原因是人体对于低血糖有一定耐受性，当血糖第一次低于安全范围（即4mmol/L）时，人体会发出"警报"，如饥饿感、出冷汗、手颤等。如糖友不予理会，人体可能会将之归为安全范围，长此以往，当发生更低血糖时比如低于3mmol/L才会发出如上"警报"，另外思睡及精神不振也是警报之一，如仍不警惕而将这一警报忽略的话，糖友可能面临危及生命安全的低血糖风险，甚至直接进入脑梗死或昏迷状态。因此，血糖越低，威胁生命的风险越大。所以糖友一定要提高警惕，不要认为血糖越低病情控制越好。

突然发愣，或是不典型神经病变

陈奶奶今年80多岁，患糖尿病已有10多年了。前段时间，家人发现陈奶奶总是不自觉的摇头，或是愣住不动，问她怎么了，陈奶奶却一副懵懂的样子，这让家人非常担心。起初家人怀疑是否是老年痴呆或是帕金森病的先兆，于是带陈奶奶去看神经科医生，但治疗效果却不理想，经过多番检查，最终才确定是糖尿病性神经病变惹的祸。

神经病变表现很多样

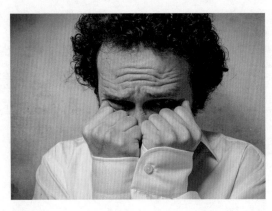

人们对于糖尿病性神经病变的印象多停留在下肢麻木、袜套状异样感等，实际上人体的神经遍布全身，任何部位的神经都可能受到损伤而发生病变，引发的症状也多种多样。因此当糖友出现莫名的症状时，一定要提高警惕。

糖友长期血糖控制不佳，就可能导致慢性的神经病变，从而出现对应的神经功能紊乱，从而导致一系列的不典型症状。以陈奶奶为例，其神经病变的表现其实是脑部神经的功能紊乱造成的，从而导致其不自觉摇头、突然发愣等症状。不过，糖友也不能一出现异样就怀疑神经病变，应该从最常见的病症开始排除，如陈奶奶在确诊糖尿病神经病变之前，一定要去相关科室排除帕金森病、脑动脉硬化、维生素D缺乏等导致的神经功能紊乱等情况，结合糖尿病病情以及神经肌电图等检查来弄清楚病因。

值得提醒的是，此类慢性神经病变还可能出现在其他身体部位，如心脏、膀胱、胃肠道等，糖友如出现某些症状按照常见病治疗效果不佳，尤其是同时存在本身血糖控制不好时，一定要注意神经病变的可能，有需要的时候应找糖尿病专科医生帮助。

治疗：平稳血糖+营养神经+综合治疗

那么，发现神经病变后应该如何治疗呢？针对神经病变的患者，除了把血糖控制在平稳的水平之外，常用的方法往往是"鸡尾酒疗法"即综合治疗，对症使用包括大剂量的营养神经药物如维生素B$_{12}$、配合醛糖还原酶抑制剂、a-硫辛酸等针对神经损伤的病因的修复药物。同时，活血化瘀药物以及针对性的物理治疗也能收到一定的疗效。

总而言之，神经病变是众多糖尿病并发症中治疗方案相对成熟、疗效相对比较肯定的病症，需要强调的是一定要尽可能地在早期接受诊治。如发现不及时或拖延治疗时机，可能导致严重的后果，如糖尿病足导致截肢等，甚至威胁生命。

预防：严控血糖年年筛查

糖尿病性神经病变是可以预防的，糖友做好以下几点，可有效预防神经病变：

控制血糖稳定：血糖控制不佳以及大起大落是导致神经病变的重要因素之一，所以糖友一定要控制血糖稳定，空腹及餐后血糖的监测都不能忽视。

保证营养均衡：虽然糖友在饮食方面需要限制，但部分糖友饮食控制太过严格，导致营养不良或营养不均衡的情况，这会增加神经病变的概率，所以糖友在控制饮食时应遵循合理饮食的原则，千万不要太过极端，必要时咨询糖尿病医务人员以及营养师的意见。

此外，由于糖尿病病程的发展也会增加糖友神经病变的概率，老糖友较新糖友更易出现神经病变。所以，如患糖尿病时间较长，则更要小心。建议有条件的糖友应每年做一次神经肌电图筛查神经病变，可做到及早发现。

温馨提醒：

发现神经病变后，应查肾和眼

糖尿病神经病变是微血管病变的一种，而微血管病变包含眼底病变、糖尿病肾病、神经病变，三者几乎同时存在，只是轻重不一。如果糖友已出现严重的神经病变，建议同时检测一下小便和眼底，看看是否有糖尿病肾病和眼底病变的存在。

血糖波动，查查小便

夏季到来，细菌滋生快，一些因细菌"入侵"体内而导致的疾病也渐渐增多，其中尿路感染便是一种。据临床观察尿路感染也会特别"钟情"于糖尿病患者，导致糖友们血糖波动得厉害。原因是糖尿病患者血糖高，尿糖含量往往也高，同时尿液呈酸性，这些因使得多种病原菌如细菌、真菌甚至结核菌等极易大量繁殖生长而引发感染。因此，当糖友血糖波动厉害时，最好能检查一下小便，及时发现潜伏在尿液中的种种问题。

腰痛两年，原为尿路感染惹祸

55岁的张阿姨患糖尿病5年多了，近两年来被腰痛困扰，期间一直当作"肾结石"治疗，但腰痛症状没有缓解。最后张阿姨来到泌尿

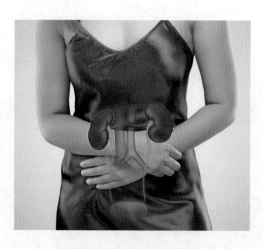

外科就诊，希望通过手术解除"肾结石"的痛苦，医生检查发现张阿姨的血糖高达20mmol/L，于是让张阿姨先到内分泌科控制血糖。接诊后，经检查发现张阿姨之前怀疑的所谓"肾结石"及肾积水，可能是慢性尿路感染的坏死物质堵塞所致。经过控制血糖和抗感染治疗，并解除输尿管的痉挛后，张阿姨的小便中排出了一些"烂棉絮"状的物质，经过出院后长时间的综合治疗，再次检查B超时发现肾积水几乎没有了，输尿管也通畅了……

　　糖友的并发症当中，慢性感染是极为常见的，而感染当中又以尿路感染占多数，约占70%左右。尿路感染可以引起严重问题，开始时细菌由于数量少，杀伤力不足，但慢慢地随着细菌的数量逐渐增加，到了一定程度就会对身体造成威胁，不但会造成尿路感染、肾盂肾炎，一旦坏死物质堵塞尿路，难以排出就会造成肾积水甚至演变成肾功能衰竭。因此，当糖友如果出现不能用饮食不节解释的大幅度血糖波动时，首先要排除感染，尤其是尿路感染。而尿路感染又多数发生在女性糖友身上，这是因为女性的生理结构中尿道和阴道只有"一墙之隔"，还与肛门邻近，因此阴道炎或肛门的炎症都可能波及尿路。此外，血糖升高也会导致尿糖升高，导致病原菌在其中更易大量繁殖生长，与感染形成恶性循环。

尿路感染也会"静悄悄"

　　很多人认为，尿路有感染了，必然会有尿频、尿急、尿痛等症状表现。然而真实的情况是，并不是每个人尿路感染都会有以上症状，加上血糖高的时候尿量相应增多会令人忽视感染的存在。其次，有些糖友由于并发了神经损伤，膀胱的神经反馈迟钝，因而不会有尿频、尿急、尿痛这些常见症状。此外，如果只是膀胱炎的话，可能也不会有腰痛等不适。因此，我们不能凭感觉判断有无尿路感染，特别是糖友。糖友们如果血糖波动得厉害或者与平时比较有增高趋势，建议首先排查是否尿路感染所致，尤其是一些处于绝经期的女性，因为绝经后女性阴道的正常抗菌屏障变得薄弱，容易诱发老年性阴道炎及尿路感染等问题。

正确小便防感染

进入夏季，细菌更容易繁殖，那么，糖友该如何防治尿路感染，不让其成为血糖波动的"定时炸弹"呢？

第一，多喝水。如肾功能正常，一天至少要喝800mL水，但不是要一次喝完，要分开多次喝。除了喝水外，还要养成定时排尿的习惯，建议每隔2小时左右排空膀胱一次，不要等到尿急才去小便，从而防止细菌滋生。

第二，控制好血糖，让尿糖维持正常（呈阴性最好）。因为尿糖和血糖是相互影响的，血糖不高，尿中的糖分就不会高；排出尿糖，血糖也会降下来。如果肾功能正常，一般而言，餐后血糖值不超过10mmol/L为合适水平。

第三，养成良好的如厕习惯。大便后要清洁干净，如用纸擦要向后擦，不要向前擦。选择时纸巾要软，厚度要适中，因为直肠黏膜是很软的，有时候容易擦伤黏膜，从而埋下感染的隐患。此外，女性糖友小便之后也最好擦一下，否则内裤容易被弄湿导致隔绝细菌的能力变差，细菌就会滋事。

第四，可在医生指导下适量服用小苏打。如果糖友出现无症状的尿路感染，可以在医生的指导下服用小苏打，碱化尿液，有助于改善尿路感染的问题。

最后，特别提醒的是，由于尿路感染可能没有症状，因此，糖友若出现血糖波动，可以先做一个尿常规检查，有助于及时发现尿路感染的问题。需要注意的是，尿常规检查要留小便中段，即先把前段尿液的细菌冲掉。其次要采集新鲜的尿液。如果小便有问题，则应尽快找医生做进一步检查及治疗。

炎炎夏日话控糖

正常人的血糖水平都有昼夜波动、季节波动以及情绪波动，对于糖友而言，这些变化幅度就更突出啦。因此，即使在过去的几个月里血糖处于良好状态的糖友而言，入夏之后，面对烈日炎炎，将又是一个新的挑战。

如何才能在控糖路上走得放心自如？与糖尿病和平相处？

知己知彼，才能百战不殆。在这里，我们提出针对夏日的控糖技巧，助您过一个平安、健康、开心的盛夏。

1. 科学饮水

每天饮水量应该达到1 000～1 500mL，分次定时饮水，不渴也饮，避免脱水。饮水时尽量选用温开水，出汗较多时饮用含电解质的矿泉水；忌饮用含单糖和碳酸饮料。有心肾功能不全、水肿的糖友则应咨询专科医生的意见。

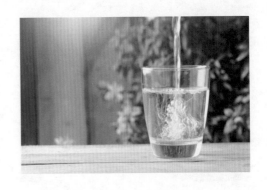

2. 合理饮食

入夏之后，由于大量应节水果上市，由于天气太热不少人会选择冰冻瓜果，在此我们建议：含糖量低的水果是可以适当食用的，但要将水果热量计算到每天总热量中，减去相

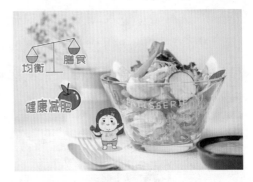

应分量的主食，建议在两餐之间食用，即便是感觉不甜的水果，也不宜多吃。另外，吃冷冻瓜果以及对胃肠道过度刺激的食物，应注意由此可能引发的胃肠功能紊乱以及病菌入侵。

3. 适当运动

运动时间以早晚饭后半小时左右进行为宜，持续时间半小时左右，以出汗但不太累为宜。运动地点尽量选择在室内以减少烈日的暴晒，可选择乒

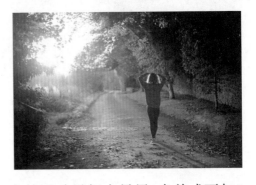

乓球、室内羽毛球、游泳等项目。户外运动最好在早晨9点前或下午5点后，避免空腹运动。运动时最好穿宽松透气性好的衣服，运动前后都要做关节放松的活动。

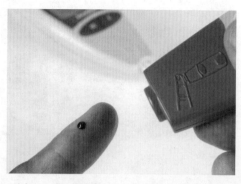

4. 监测血糖

夏天由于气温较高，即使安静状态下的能量消耗也较冬春季节要多，因此，平时血糖正常的糖友容易出现低血糖。建议入夏后的血糖监测频率应增加，必要时减少降糖药而不是增加饭量。也有的糖友在入夏后由于水果的食量增加，反而表现为血糖大幅度升高，此时也应增加血糖监测，请专科医生出谋划策，做到既可以享受夏日的美食，也不影响病情，还可以补充新鲜水果带来的多种营养素，一举多得。当然了，有条件的可以进行动态血糖及糖化血红蛋白监测，这两个指标都可以让糖友从不同的角度判断自己的病情，做到心中有数、胸有成竹。

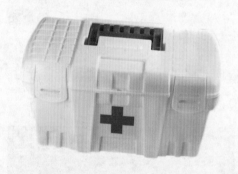

5. 药物及胰岛素的存放

药物最好不要放在太阳直射的地方。使用胰岛素及其他注射剂的糖友更要注意：它们很娇弱，应放在温度保持25℃左右的干燥阴凉处，冰箱冷藏、阳光下或汽车仪表板旁边储物盒内都是不合适的。使用前应仔细检查，如发现与说明书不一样的情况出现，应咨询专科医生后再决定是否使用。

固定心率，谨防"糖心病"

　　刘奶奶是一位有着10年糖龄①的糖友，最近有件事让她感到非常奇怪。刘奶奶家住五楼，过去每次爬到三楼，刘奶奶就会感到心跳加速、喘不上气，但最近爬上五楼，虽然仍然有气喘不过来的感觉，还感觉体力不如以前了，但是却感觉自己的心跳没有太大改变，于是在复诊时问了下医生。医生让她做了心电图，并告诉她，这是糖尿病并发症——糖尿病性心肌病（简称糖心病）的表现，需立即接受治疗，否则可能危及生命。

糖心病隐匿，勿与冠心病混淆

　　糖心病是比较常见的糖尿病并发症，发病率可达20%左右，且随着糖龄的增长，发病率会逐年增高。但是由于糖心病症状不典型，病情隐匿，往往容易被忽视或漏诊。

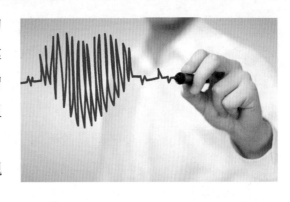

　　糖心病，即糖尿病性心肌病，很多人会将之当作冠心病治疗。确

---

① 糖龄：患上糖尿病的时间。

实，糖友患冠心病的概率较大，但是糖心病与冠心病却是两种病，其发病机制以及治疗都有差异。冠心病是由于心脏大中动脉硬化闭塞，从而导致心脏缺血、缺氧，甚至心肌梗死。而糖心病却是由微小血管病变加之神经损伤所致，虽然患者也会出现心脏的缺血、缺氧，但由于是小血管的问题，造影检查很可能无法发现，且因为有神经损伤，所以糖心病患者往往不会有心绞痛症状。心绞痛是身体给患者的保护性警报，提醒患者立即停止活动，寻求救治。没有了心绞痛的症状以预警，患有糖心病的这类糖友发生突发性死亡及心力衰竭的风险很大。但是，如能做到尽早发现、尽早治疗，则可以防范于未然。

固定心率是糖心病的典型症状之一

既然糖心病如此隐匿，患者如何做到早期发现呢？糖友在被确诊后，应立即做心电图等检查，看看有没有异常，随后应每年做心电图等相关检查，筛查这个并发症。

在临床上，很多糖友是因为心率的异常从而被发现糖心病的。

当糖友心脏的自主神经功能受损时，就会表现出心率的异常，如固定心率。正常状态下，心率会随着人体的活动而改变，如安静状态下心率会减慢，运动状态下心率会加快。而固定心率则提示不论糖友处于什么状态，心率都不会有明显变化，甚至没有变化。因此，当糖友发现自己心率不会随运动改变时，应及时去医院检查，通常在门诊，做些简单的诊查，如观察站起、坐下以及深呼吸时的心率变化，用听诊器听心音的音调变化，有经验的医生即可判断有无糖心病的可能。此外，还可通过心电图、动态心电图、动态血压以及一些特殊检查确诊。

此外，糖心病患者往往还会伴随其他部位的自主神经如胃肠神经、自主神经、外周神经等功能损伤，所以当出现其他部位的神经功能损伤时，最好注意筛查一下糖心病。

营养神经，改善微循环

糖心病与冠心病的治疗不同。根据致病原因的不同，糖心病治疗需兼顾以下事项：

1. 控制血糖平稳

由于糖心病有血糖控制不稳的基础，所以糖心病治疗，首要任务就是控制血糖平稳，包括空腹血糖、餐后血糖达标，以及全天血糖波动不要过大等。

2. 使用神经营养药物

由于糖心病包括心脏神经受损，所以患者应使用神经营养药物，如甲钴胺、依帕司他、神经生长因子、维生素D等，帮助恢复神经功能。

3. 改善微循环

糖心病是由于微小血管的问题所致，所以在使用改善循环的药物时，一定要兼顾改善小血管的血流状况。同时使用抗血小板药物，避免血液黏稠度过大。

4. 改善血脂

血脂与心脏病有着密切关联，有许多研究发现，控制甘油三酯能改善糖友的微血管病变严重程度，对糖心病的控制也有很好的帮助。故而糖友们应注意清淡饮食之余，还应监测甘油三酯的水平，尽可能将它控制在正常范围。

防微杜渐，主动出击，定期筛查并发症

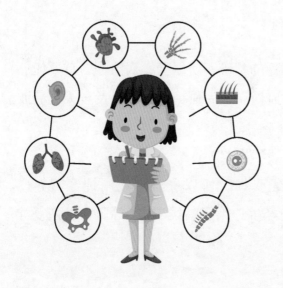

如何判断自己是否属于糖尿病的高危人群，定期检查血糖，一旦发现血糖异常的苗头，应立即积极采取应对措施。

如果已经是糖友了，又如何防微杜渐呢？从戴上糖尿病这顶帽子开始，就要全面了解自己各个器官的情况，是否已经有被"糖"侵犯的苗头。如果还没有，也不要掉以轻心，应定期检查容易被"糖"侵犯的器官的功能，下面的检查看似简单，其实可以通过它们读到许多信息，请糖友们牢记在心啊。

（1）体重及腰围：每月查一次。

（2）血压：每月查一次，边缘高血压者应购买家庭血压计每天监测。

（3）血糖：使用血糖仪，根据情况定期检测指尖血糖，餐前或餐后或随时都有意义。2～3个月测糖化血红蛋白一次，病情平稳者半年查一次。血糖波动大者、胰岛功能不佳者、想了解自己日常生活工作状态下血糖的波动情况，可做动态血糖监测。

（4）足背动脉搏动：触诊足背、胫前、胫后动脉，每月检测，必要时可以使用简易的人体踝肱指数（ABI）检测仪。

（5）10g尼龙丝实验检查：能发现早期的感染异常，有助于早期发现神经损伤及病变，每半年查一次，有问题者缩短检查周期。

（6）尿液：包括尿常规或尿微量白蛋白检查，正常的话每年检查一次。

（7）肝肾功能：每半年检查一次，有异常缩短检查周期。

（8）血脂：每半年检查一次，有异常缩短检查周期。

（9）心电图：每年检查一次，有异常缩短检查周期。

（10）下肢动脉彩超：每年检查一次，有异常缩短检查周期。

（11）眼底检查：无视力改变的话每年检查一次，可先到内分泌科接受免散瞳眼底照相筛查，有异常者进一步到糖尿病眼底专科就诊。

（12）其他：由专科医生决定是否做心脏超声、头颅MRI、颈动脉超声等特殊检查。

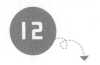

"小石头"引起大问题，糖友莫大意

生活中，可能是由于一些不良的饮食习惯，很多人都会有泌尿系统结石的困扰。然而，一些时候由于症状不明显甚至无不适，人们便对体内长出的"小石头"不以为然。这对于健康人群而言，或许能自行排石，可对于糖友来说，一颗小小的石头就有可能危及生命。糖尿病患者一旦患有泌尿结石，一定要重视，否则容易有继发感染，导致血糖波动诱发更严重的问题。

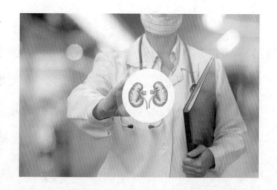

"小石头"也会危及生命

76岁的张婆婆，患有糖尿病好几年了，但一直以来血糖都控制不好，2个月前做了泌尿结石手术，但张婆婆认为手术完了就好了，并没有进行复查。两周前，张婆婆感到腰痛，但她没有在意，1周前，张婆婆突然没有尿了，她才告知家人，家人赶紧打120急救电话前往广州医科大学附属第一医院就诊，急诊发现她不但血糖很高，而且还有发烧及酸中毒，值班医生接诊后，马上进行了紧急的处理并报告上级医生，经观察发现张婆婆用了排尿药也没有一滴尿，导尿也没有多少尿。但是奇怪的是尽管无尿的时间不短了，但是并没有出现常见的由肾功能衰竭晚期无尿继发的要命的高血钾。经反复追问张婆婆的病史，终于得知了她有肾结石的病史，初步判断这次无尿的原因为结石堵塞了排尿的通路。

为了确诊，值班医生决定一边邀请泌尿外科医生过来会诊，一边给张婆婆做肾脏检查，结果发现张婆婆一侧的肾脏已经完全萎缩。另一侧肾脏虽然还可以看到肾脏的形状，但里面也堆了不少石头，部分石头还卡在输尿管里，肾排出的尿都堵在输尿管处出不来。此外，因为结石堵塞输尿管已经好几天，肾及输尿管已经发生感染，并且已经波及周围组织，这样子发展下去，就会有生命危险了……

确诊了病情之后，解决梗阻性肾病最直接的办法就是手术取石，然而，由于张婆婆血糖很高，并有酸中毒、感染、心力衰竭、肾功能衰竭、严重的贫血等相关症状及问题，若进行手术，恐怕张婆婆的身体难以承受手术这一关，更何况，由于张婆婆来看病时已经在家拖了几天，加上肾功能的加速衰退，极有可能即使把石头取出来后，肾功能也不能恢复，面临的可能仍是长期的依靠透析机来替代肾脏工作了。

内科治疗，抗击"小石头"

虽然张婆婆无法排尿的真相被找出来了，但张婆婆仍面临着手术风险极高和不手术就会让肾脏功能衰竭的两难处境。为了解决张婆婆的病情，经过跟张婆婆及家人的多次沟通，我们尝试了以内科治疗为主的综合治疗方案。通过临时定期透析、积极控制感染、使用解除输尿管痉挛的药物、控制血糖、对症治疗等，还配合一些支持治疗比如输血等。2周后，张婆婆发现自己竟然又有排尿了，复查肾脏CT发现卡住的石头不见了，不透析肌酐水平也没有继续往上升，心力衰竭的症状以及贫血情况也逐渐好转……

出现腰痛莫大意

张婆婆这个"梗阻性肾病"是可防可治的，但一定要早发现早处理。张婆婆的病情这么复杂严重，跟她早期忽视了结石的危害是分不开的，尤其是她还不重视血糖的长期控制，导致了一发生感染，整体情况就一下子急转直下，进而危及生命。

千万不要以为肾结石是小事情，它有可能是一个定时炸弹，不但可以造成感染，而且结石可以在肾、输尿管及膀胱内"走动"，一

　　且卡在某个地方，极易引起肾积水及肾功能衰竭。此外，结石还会变大，即使不移动位置，也会导致那个地方的尿液流出受阻。如果有糖尿病，严重程度和复杂程度都会比普通人要严重得多。因此，我们要重视结石的防治，尤其是糖尿病患者。当出现腰痛时，最好能及时做相应的检查，以便及时发现问题。而对于糖友来说，要处理结石，首先要在血糖稳定的情况下才能处理。

　　对于结石的预防，我们平时要多喝水，能防止一些小结石的形成和帮助排出小结石。如果是体积较小的结石，可以在医生的指导下使用一些解除输尿管痉挛的药物等，来帮助结石自行排出。此外，要根据结石的种类适当调整饮食结构，如果是草酸钙结石，就不适宜喝浓茶；如果是尿酸钙结石，就是注意检查血尿酸情况并进行相应的饮食调整。同时，吃一些能碱化尿液的药物，也有助于结石的排出。

二 糖友小故事

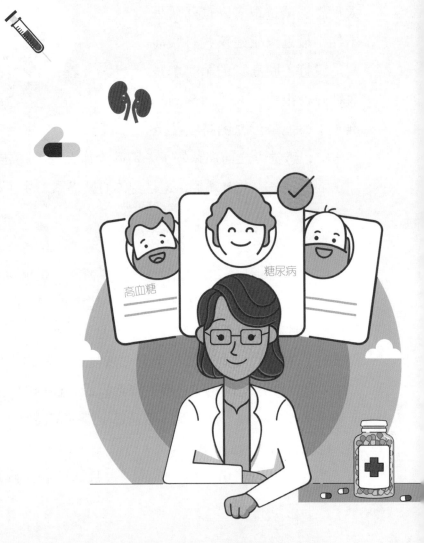

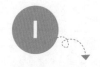
I

对胰岛素有抗药性怎么办?

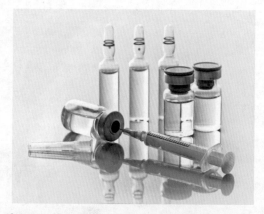

糖友提问:我患有糖尿病6年了,近一两年血糖控制得不太理想,试过很多降糖药效果不佳,最近医生建议我打胰岛素。我打了胰岛素的第一个月血糖降得很快,几乎回落到标准水平,但最近血糖持续往上"涨",感觉没之前那么好了,请问为什么打了胰岛素后血糖会恢复"正常",之后又上升了,这是身体对胰岛素产生了抗药性吗?

回答与解释:

对于部分糖尿病患者,尤其是1型糖友,可能会遇到大多数降糖药都无法控制好血糖的情况,这时要注意可能是胰岛功能出现问题了。而一些糖友在尝试打胰岛素后(尤其是在发病之初),血糖控制得很好,有的糖友血糖值甚至会"恢复"正常,我们称为糖尿病的"蜜月期",这是因为经过胰岛素治疗后,体内的胰岛细胞"恢复"活力。然而,这种"蜜月期"不是每个糖友都会经历,而"蜜月期"的长度也会因患者的情况而异。

当一些糖友经历了糖尿病的"蜜月期"后,血糖往上升,甚至出现打同样剂量的胰岛素效果不佳的情况。有一些1型老糖友，打胰岛素几十年了，突然发现胰岛素"失灵"的情况，这些都可能是胰岛素的抗药性，尤其在打动物胰岛素的情况下。然而，随着人胰岛素的广泛应用，抗药性问题越来越少了，因此，当使用的是人胰岛素出现抗药性时，应警惕并非胰岛素失效了，而是一些"隐藏"的原因导致的，尤其是当身体发生炎症，或使用了某些对抗胰岛素的药物如糖皮质激素等。

因此，当糖友出现胰岛素用量越来越大的情况时，一定要积极找出背后的原因，同时采取相应的措施，例如，若是动物胰岛素导致的胰岛素"失效"，可以换成注射人胰岛素；有炎症的糖友在消灭炎症后血糖也会控制得更佳。只要针对原因治疗，一般都能解决胰岛素抗药性的问题。

21年不间断治疗，积极学习糖尿病知识，坚持看一个医生

欧叔，72岁，糖龄21年，患高血压病27年。自确诊糖尿病后，一直积极学习糖尿病相关知识，从对糖尿病一无所知，到现在对糖尿病防治知识如数家珍。21年间，从不间断看医生，并认为看同一位医生有利于病情的控制，所以一直坚持看同一位医生，病历保存完整，且十多年来，坚持做生活笔记，多年来一直血糖控制良好，但仍然没有

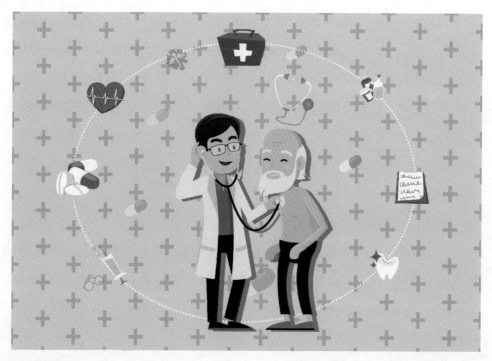

停用口服降糖药。

不懂就要听医生话

据欧叔介绍，他是1998年被确诊糖尿病的，但当时对糖尿病一点概念都没有。"年轻时并不关注健康，体检也是单位安排的，体检报告提示血糖过高时，也只是以为是小问题，去看医生也只是习惯使然。"

当时，医生说空腹血糖超过9mmol/L，建议吃药，欧叔还没有意识到自己的病情。直到医生在假单上写上"糖尿病就医请假半天"时，欧叔才知道自己是患了糖尿病。欧叔回到单位的第一件事就是问老师傅"什么是糖尿病？"老师傅告诉欧叔："糖尿病是慢性病。"由于欧叔早在6年前就已患高血压，知道慢性病意味着以后都要服药，这才第一次清楚地意识到糖尿病不容忽视。从此，欧叔就开始定时看医生，听从医嘱吃药。虽然仍然对糖尿病所知不多，但因为欧叔按时复诊，严格服从医生嘱咐，所以几年过去，欧叔的血糖一直控制得不错。

坚持看一位医生

不知道什么时候，欧叔听说坚持看同一个医生，这个医生会更全面地了解患者的病情，更有利于病情的控制。这个说法让欧叔深以为然，并坚持这么做。

过去，欧叔在河北工作，一直坚持看一个医生。直到退休后搬到广州，不得已才换了医生。2008年初，欧叔搬家到广州医科大学附属第一医院海印分院附近，而搬家后第一件事，欧叔就是去医院挂号。"我知道糖尿病要一直看医生，所以搬家后就立马找医院。"欧叔解释道。

"当时，每周四上午，陈主任都会在那里出诊，我每周四早上一起床就去挂号，然后回家吃早饭，吃完早饭就去看病。"欧叔回忆道："因为去得早，我每次不是第1号就是第2号，而且分院人少，每次看完，我还能跟陈主任聊几句。"而这一聊就是10年，至今，欧叔仍然坚持找陈主任看病，陈主任对于欧叔的病情也了如指掌。

参与科普讲座，吸收糖尿病知识

在确诊糖尿病的几年后，欧叔在一次复诊时，在门诊门口的公告上看见关于糖尿病的讲座预告，因为刚好有时间，欧叔就去听了，从此也开启了欧叔的学习之旅。

欧叔说："过去不知道糖尿病还要注意生活方式，也不知道扎手指是什么，听了讲座，才知道还有这么多讲究。"从此以后，只要有讲座，只要欧叔有空，他都会去学习。

2008年，医院举办糖尿病教育俱乐部，欧叔也第一时间得到消息。"我还记得开始是一个月两次课，都是周六上午10点开始。"欧叔开心地说："来了后，先量血糖、血压，然后有医生讲课，还有患者交流。"每次讲课，欧叔都会做笔记，并根据医生的建议，欧叔还会记录自己每天的进食情况、血糖变化、身体有哪些不适等，一本本的笔记，欧叔都很好的保存着。

陈小燕医生点评：

欧叔是我非常熟悉的一个亦友亦师的糖尿病患者，也是我们糖教①俱乐部第一批会员，这么多年来，他的病情一直控制得非常不错，虽然他在后来经历了一次非常严重的感染，甚至还住进了ICU，但是他良好的身体底子让他不但平安渡过了肺部感染的最危险期，还以很快的速度康复了，现在又回到了过去的良好状态。对于一个身患糖尿病20多年的老人家来讲，竟然可以身经大难而平安渡过，真的是一个奇迹。但是如果仔细分析他走过的路，我们有充分的理由相信，这不是一个奇迹，而是他多年付出的回报。由于他面对糖尿病这样的慢性病认真负责的态度，他得到了血糖等指标长期在正常范围的回报、得到了身体抵抗力健康如正常人的回报。

这个故事对于那些找各种理由不重视血糖控制、不重视自我学习的糖尿病患者来说，真的是一个非常好的正面的教材。

糖尿病是一个沉默的杀手，当高血糖的红灯亮起，哪怕没有感觉到它的存在，我们也不能忽视它，而是要用积极的态度面对，用心、耐心地跟糖尿病长期作战。

---

① 糖教：糖尿病预防与保健健康教育。

胃减容手术 "治愈" 糖尿病

何阿姨，年龄：64岁。

健康状况：高血压、糖尿病、骨质疏松、肥胖。

并发症：无。

治疗情况：5年前接受胃减容手术，术后停用降糖药和胰岛素，日常口服降压药。

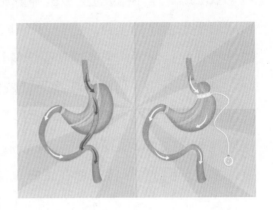

降糖药、胰岛素齐上阵，血糖难控

何阿姨介绍，她在1998年时被确诊糖尿病。当时是单位体检，检查报告提示高血糖、高血压。"之前就有不舒服的情况，应该就是高血糖和高血压的信号，但是没有重视。"何阿姨说道。拿到检查报告后，何阿姨顿时感到很慌张，一时间各种不舒服的症状也好似都"加重"了，于是立即前往医院接受诊治。

到医院后，经过检查，何阿姨被确诊了高血压和糖尿病，随后开始接受药物治疗。"服药之后，血压稳定了，但是血糖却一直控制不好，空腹11mmol/L、12mmol/L多，没有低于10mmol/L过，餐后更是高达20mmol/L多。"何阿姨说。

在药物治疗效果不佳后，何阿姨开始用上胰岛素，但是血糖仍然居高不下，"那时候真的非常痛苦，心理负担很重。"但由于医疗条件有限，何阿姨这样的情况持续了好多年。

胃减容手术"治愈"糖尿病

2013年，何阿姨的主治医师陈医生告诉她，目前医院正在进行糖尿病手术治疗的项目，已经有不少患者接受了手术治疗，效果还不错。听到此，何阿姨果断地接受了陈医生的建议。

陈医生介绍，何阿姨在接受胃减容手术后，血糖立即降了下来，降糖药、胰岛素完全停用，基本可以视为治愈。"何阿姨非常幸运，像她这种类型的2型糖尿病，在患病15年之后还有那么好的治疗效果，术后5年仍然保持血糖在正常范围的不多见，跟她术后仍然坚持饮食控制很有关系。"陈医生解释道。

术后，何阿姨就停用了降糖药和胰岛素，平日里只要吃降压药控制血压即可，而且降压药的数量不但比以前减少了，血压也比以前更稳定了。但这并不意味着何阿姨的生活就能够放纵。"手术后，虽然说是不需要像糖尿病患病期间那样严格控制，但其实胃小了，稍微吃多一点就吃不下，硬吃的话胃就不舒服，所以从不敢多吃。同时，运动也不能少。"何阿姨提醒道。由于何阿姨的双膝都做了半月板置换手术，所以不能剧烈运动，但何阿姨仍然坚持每天慢走、散步，保证一定的运动量。何阿姨坚信，手术可以治疗糖尿病，但健康仍然要自己努力。

陈小燕医生点评：

像何阿姨这样的2型糖尿病患者非常多，比如体型肥胖、同时伴高血压、高血脂、高尿酸、因长期超负荷负重而发生骨关节炎、睡眠打呼噜。

尽管使用了多种降糖药甚至胰岛素也上阵，血糖仍然不容易控制。对于有这样特征的2型糖尿病患者，如果能得到及时的、有针对性的糖尿病治疗方案，则不但能令到患者解除长期吃药打针之苦，也能由此减少长期高血糖带来的各种糖尿病慢性并发症。何阿姨接受了糖尿病手术治疗后，不但脱离了降糖药，控制血压的难度下降，整体的健康情况及生活质量也有了大幅度的改善。

在当今糖尿病治疗手段多样、降糖方案多样的年代，即使糖尿病的类型相同，治疗手段也是因人而异的。作为糖尿病患者，应积极咨询专科医生，了解自己的情况，给自己定一个能带来长远获益的治疗方案。

久咳不愈，竟是糖尿病合并肺结核

流感频发的季节，许多人患上流感都有低烧、咳嗽的症状。糖友吴阿姨最近也出现了低烧、咳嗽的症状，刚开始以为是流感，便按照感冒的方法治疗。但1个星期过去了，吴

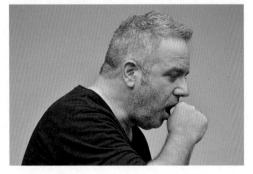

阿姨却久咳不愈。到医院就诊，却被医生告知自己患的不是感冒，而是糖尿病合并肺结核，这究竟是怎么回事呢？

合并肺结核应早发现早治疗

糖尿病和肺结核是临床常见病和多发病，两病关系密切。据统计，糖尿病患者结核病患病率高出普通人群4～8倍。由于糖尿病导致的代谢紊乱、免疫损伤可促进肺结核的发生发展，而肺结核可以加重糖尿病的代谢紊乱致病情恶化，所以，糖尿病和肺结核又有"姐妹病"之称。糖尿病患者一旦患了结核病，大约10%～20%的患者无呼吸道症状，80%左右的患者则起病较急、进展快，与普通人所患的肺结核病相比，肺部病变范围更广，干酪样病灶多，空洞多，排菌量大，治疗相对比较困难。

所以，糖友一定要重视肺结核这个并发症，做到早发现，早治疗。糖尿病患者若在治疗期间体重明显下降，血糖出现反常波动，并伴无法解释的疲倦等症状；或者出现咳嗽、咯痰（尤其是血丝痰）、低热等症状，使用抗生素治疗两周未见好转，应警惕并发肺结核的可能。均应做进一步的检查，例如胸部X线片或CT检查，查找痰及血液中结核菌的蛛丝马迹，以便尽早发现肺结核，早期治疗。

控制好血糖是治疗的第一步

由于糖尿病和肺结核并发时互相影响，因此必须两病同时治疗。糖尿病对肺结核的不良影响更大，所以在抗结核治疗的同时，强调要让血糖得到平稳控制。在降糖武器的选择上，最好是选择胰岛素、加上能增加胰岛素敏感性的药物，力争短期内尽快控制血糖，直到结核病病情缓解时，再考虑停用胰岛素或改用口服降糖药。之所以选择胰岛素，原因是胰岛素不但降低血糖能力强大，还有改善病灶微循环、不加重胃肠负担，增加食欲、促进蛋白质合成的好处。

　　但要注意治疗糖尿病和抗结核药物之间的影响，治疗结核病的常用药物异烟肼可干扰正常碳水化合物代谢，使血糖波动，并加重糖尿病患者的末梢神经炎；利福平是一种酶诱导剂，可以促进肝脏对某些降糖药物代谢，因此利福平与这些降糖药同时应用时应适当加大后者的用量或改用其他降糖药物。另外，糖尿病患者肾功能受损时，必须谨慎使用链霉素、卡那霉素等药物，以免造成肾功能的进一步损害。

　　最后，值得注意的是饮食结构，强调营养均衡、易消化、维生素及蛋白质丰富的食物应优先选择。可同时咨询营养师进行有针对性的饮食指导。

不吃药的"模范"糖友，一夜悔悟要吃药

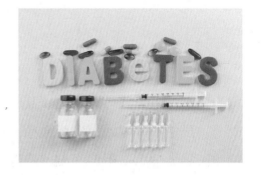

　　梁先生，年龄：66岁。

　　健康状况：空腹血糖偏高，在8mmol/L左右，餐后血糖正常，自我感觉身体健康。

　　并发症：无。

　　治疗情况：每天1粒降糖药。

　　糖友秘籍：老人思想容易拐不过弯，乍一听让吃药，打心底里拒绝，但静下来想一想，其实疾病并不可怕，找到一个靠谱的医生，积极配合医生治疗，才是正确的选择。

不吃药的"模范"糖友

梁先生今年66岁，在6年前体检时，被告知空腹血糖偏高（7.5mmol/L），复诊时，医生告诉梁先生"不是很严重，多运动、控制饮食，每年体检。"虽然没说有病，但空腹血糖高却给梁先生留下了阴影，从此开始了运动和饮食控制。

据了解，梁先生每天快走8～10km，饮食上不吃油腻食物，每天500g蔬菜，500g鸡肉、鱼肉或猪肉，米饭50g。梁先生除每年体检外，还积极了解有关高血糖以及糖尿病的相关知识。因为认识到光靠体检测血糖非常局限，自2016年起，梁先生购买了血糖仪开始在家测血糖，"如果血糖有异常，比如超过8mmol/L，我就找原因，是不是运动少了、吃多了，随后调整，增加测血糖频率。如果血糖接近7.5mmol/L，我就每周测4次血糖，有时测全天6个时间点血糖。"梁先生还有一本记录本，记录着他测下的血糖值变化。

除了没有吃药，梁先生认为自己将所有糖尿病患者应该做的事情都做了，可以说是一位"模范糖友"。

"我没病，不吃药"

1个月前，梁先生到广州一家三甲医院体检，发现还是空腹血糖偏高，于是内分泌科医生建议其吃药，但是梁先生坚持自己没病、不吃药。虽然如此说，但空腹血糖高还是让梁先生有点慌，于是他来到广州医科大学第一附属医院（广医一院）再次体检。"这是我生平第一次住院，还只是为了检查清楚自己的情况究竟怎么样了。"该院内分泌科主任陈医生拿到梁先生的体检报告后，详细地为其解读了报告的内容，解释了空腹血糖高的原理以及隐患，并劝其接受药物治疗。

但是在出院时，梁先生仍然坚持"我没病、不吃药。"

"现在想想，那时候就像蛮牛一样，态度很不好，因为身体一直很好，没生过病，一下子听到让我吃药，我就转不过弯来。"梁先生笑道："回家后，老伴就让我一个人静一静、好好想想，其实，住院的8天我仔细观察过陈主任，发现她人很好、很细心，对患者也很负责，患者们也说陈主任人很好，所以我很信任她，想到我出院时对她的态度，我感到很自责。"第二天，梁先生立马回到了广州医科大学附属第一医院，让陈医生给其开药，梁先生能够一夜之间想明白也让陈医生非常惊讶。

"大家都知道，老人家有时候脑筋很难转过弯，但其实这么大年纪了，事情自己都懂，静下来想清楚，很快就能转过弯来。"梁先生说。

用药后，梁先生第二天早晨测血糖，空腹血糖6.6mmol/L，一直到记者采访的当天，12天来，梁先生的血糖一直在平稳下降，最终平稳在空腹血糖6mmol/L。梁先生表示，不吃药时，有尿频、尿急症状，有尿意的时候一刻都不能忍，在用药第三天症状就好转了，他感到非常轻松。梁先生特别提醒，对于刚开始吃药的患者来说，运动和饮食控制非常重要，不能因为血糖正常了就放松警惕，也千万不要血糖正常了就不吃药了，吃药一定要遵循医嘱。

陈小燕医生点评：

这是一个比较常见的糖友故事，由于糖尿病的发生及进展往往不伴随显著的、特征性的身体不适。因此，在病情进展的过程中，往往未能获得糖友的重视。这个故事中的梁先生之所以持续多年空腹血糖升高而不积极寻求治疗方案，也有这个原因在其中。

经过这一次住院系统的检查，尤其动态血糖检查发现了他空腹高血糖的原因，其他并发症检查项目也发现了他未感知的隐匿的并发症，一系列的并发症令他一向自信的健康状况受到挑战，这也是他不能一下子接受的原因之一。

值得欣慰的是，他最终还是选择相信医生，顺其自然地进行规范治疗。就像他所说的，他相信医生是为他好，而且，在服药之初他就感受到了治疗带来的生活质量的改善，坚持科学的态度对待糖尿病，相信健康仍然能陪伴他将来的人生路。

6

吃8个饺子，血糖高达20mmol/L?

70岁的刘婆婆因血糖控制不佳来到内分泌科治疗，在住院期间，刘婆婆在医生的指导下进食糖尿病营养餐。孰知，住院的第三天早上，刘婆婆吃了8个饺子后，一测血糖竟然高达20mmol/L。刘婆婆纳闷了，吃了8个饺子，血糖为什么会如此高呢？是不是就意味着以后不能吃饺子了？

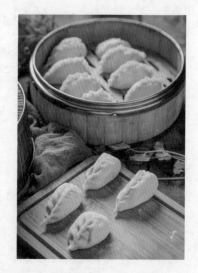

内分泌科的主任陈医生得知后，详细询问了刘婆婆的饮食情况。原来，刘婆婆在前一天晚上吃了糖尿病餐之后，又喝了一大碗汤，睡前血糖高达22mmol/L，而经过一晚上，第二天刘婆婆空腹血糖为13mmol/L，在空腹血糖居高

不下的情况下，吃了饺子后血糖飙升到20mmol/L也就不难理解了。

 陈小燕医生点评：

不要凭着一个餐后血糖就判断饮食是否合适，如果碰到一个特别高的餐后血糖，要先了解餐前的血糖值。判断食物是否适合糖友食用，可用餐后血糖减去餐前血糖，最理想的状态下是餐后血糖与餐前血糖相差小于4mmol/L，如餐前血糖为7mmol/L，餐后血糖以不超11mmol/L为宜，这说明该食物分量及搭配是合适糖友食用的。如果差值超过6mmol/L，首先要看饮食结构及分量是否合适，只有在调整了饮食结构及分量后血糖仍控制得不理想，才考虑降糖药的调整，否则药量加大了，若改变了饮食，就很容易出现低血糖。

糖尿病患者若出现餐后血糖很高，一定要注意饮食造成的影响，最好能记录一段时间饮食的种类和分量，同时监测餐前及餐后两小时的血糖值，用来对比餐前和餐后血糖，就可以得知饮食调整是否得当、目前的降糖方案是否合适。

因盲目自信，糖友30余年不就医

韩叔，75岁，患糖尿病30余年。

30多年来，韩叔没有固定的主治医生，服用降糖药物、测量指尖血糖均靠亲友推荐或自行看报纸摸索。前两年，由于血糖控制不佳，开始使用胰岛素。过年前，韩叔由于使用热水袋不当导致脚部烫伤，出现几个水疱，其中一个位于脚踝部的水疱至今（约5个月）结痂未落，时不时还会渗水，女儿实在担心，于是联系医生，将其送入医院。

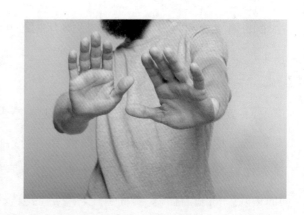

患"糖"不自知，以为是"职业病"

韩叔告诉记者，他40岁左右就有糖尿病了，起初是感觉口干，特别想吃甜的东西，夏天时，西瓜一块接着一块也不解渴。由于韩叔是一位教师，每天都要长时间讲课，所以韩叔将这一系列症状都当作是说话太多所致，没有当回事。直至一次偶然机会，韩叔因其他问题需抽血检查，才被发现高血糖。韩叔的侄子看到韩叔的检查报告，说其应该服用降糖药，于是韩叔开始自行购买降糖药。

自治糖尿病，多种并发症上门

韩叔介绍，刚开始时，服用的是中药冲剂的降糖药，但效果不太好，于是在侄子的建议下，韩叔开始吃阿卡波糖，据说没有副作用，降糖效果好，后来又陆续开始吃盐酸二甲双胍片。直至前两年口服降糖药效果不明显，所以在医生建议下开始注射胰岛素治疗。即使如此，韩叔的血糖仍然高居不下，"吃药、打胰岛素，血糖也降不下来，一直都是10mmol/L、11mmol/L，有时还会13mmol/L。"韩叔老伴担忧地补充道。

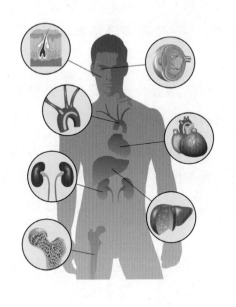

经了解，在患糖尿病的30余年里，韩叔一直没有正式地看过内分泌科医生，更没有固定的主治医生，降糖药都是在药房自行购买的，其他关于糖尿病的知识都来自侄子、报纸以及亲朋好友的告知。由于治疗不规范，韩叔20年前曾出现眼底出血，但因为视力并未受到明显影响，自认为问题不大，可以自行吸收，于是没有理会，此次住院时发现眼底黄斑病变。

10年前，韩叔还被诊断为发散性下肢神经炎，走路久了就会感到双腿无力，走一段就要歇一会，且感到下肢疼痛难忍。后来韩叔听说艾灸可以治疗下肢神经炎，于是到某区中医院接受艾灸治疗，确实症状有明显减轻，但近期住院检查中，陈医生团队发现他的双下肢动脉几乎全部闭塞，因此当初他做的艾灸治疗仅仅缓解了症状，并未改善下肢动脉闭塞带来的下肢神经缺血缺氧，以及功能损伤。

水疱5个月不就医，因对皮肤有自信

由于下肢神经受损伤，韩叔双下肢冰冷症状明显，天气寒冷时，晚上难以入睡，所以韩叔会用热水袋暖脚，让自己得以入眠。今年2月份，韩叔被热水袋烫伤，双脚多处出现水疱，经过一段时间后，多数水疱结痂愈合，但有脚踝处水疱痂皮始终不掉，甚至时不时还会有渗水症状。由于伤口不疼、不臭，且没有发烧症状、没有不适感、不影响走路，所以韩叔没当回事，一直坚信过段时间就能痊愈。几个月过去了，水疱仍然没有痊愈倾向，于是韩叔开始外擦消炎药膏，感觉好了一点，但还是不断根。直至7月中旬，女儿得知后非常焦急，立马将其送往医院。

韩叔告诉记者，之所以伤口5个月不愈合也不去医院，一是没有不适，认为没多大事，二是因为对自己的皮肤愈合功能非常自信。韩叔回忆，年轻时有一次被铁钉刺伤，铁钉刺进皮肤2～3cm，拔出铁钉后，用清水洗一洗，不用敷药，两三天就痊愈了。"我知道糖尿病足很严重，搞不好要截肢体的，只是之前一直没想到水疱也算糖尿病足，不过好在还来得及。"韩叔庆幸道。

韩叔总结，为什么自己不重视糖尿病治疗，不去看医生，是因为他一直以来都胃口好、睡得好，直到70多岁才开始有多梦症状，所以对自己的健康很有信心。但这次住院让韩叔意识到规范治疗的重要性，希望糖友们引以为鉴。

陈小燕医生点评：

这是一个非常有代表性的糖友，之所以说他有代表性，是因为他所坚持的观点非常普遍：一是对待糖尿病的态度过于轻视；二是患糖尿病后，不重视自我管理能力的学习。

表现在以下几个方面：

（1）有糖尿病症状之初并没有主动去检查，而是想当然地找个理由忽略它，导致糖尿病被发现的不够及时，从而错过了最佳的治疗时间，要知道越早治疗，越有可能使糖尿病的病情发生逆转。

（2）当糖尿病被确诊时没有积极、全面地治疗，只是把着眼点放在血糖上，没有根据病情用药，更没有有规律地监测血糖，从而错过了把血糖控制在最合适水平减少并发症发生的机会。

（3）当出现不适感觉时，没有把它们与糖尿病的并发症联系起来，也没有亡羊补牢地寻找并发症有什么？在哪里？从而错过了身体提示的信号（下肢冰冷、麻、眼底出血是糖尿病微血管病变的信号），促使这些已经存在的并发症继续恶化，为一触而发的严重后果埋下伏笔。

（4）当已经发生伤口难以愈合的时候，仍然没有及时联系到糖尿病并发症，一而再地拖延治疗时机。

韩叔住院的时候，我们团队一边给他治疗，一边给他检查，评估病情。发现他身体已经存在糖尿病的绝大多数并发症，包括动脉闭塞、肾功能衰竭、神经严重损伤、多种眼底病变、营养不良等。在我们的精心治疗下，尽管他这次逃过了截肢的厄运，但是后续的治疗中，不仅他的治疗费用大大超出单纯的血糖控制所产生的费用，而已经存在的各种并发症也将一直影响着他的生活质量。

"清淡"饮食，引来"低血糖"

76岁的陈大爷患有高血压、高血脂多年，医生建议陈大爷要控制饮食，于是，陈大爷从此过上了饮食清淡的生活。可最近，每到差不多吃饭的时候，陈大爷就会出现出汗、心慌、乏力等症状。家人陪伴陈大爷到医院就诊，我们接诊后，怀疑陈大爷的症状是餐前低血糖的反应。

我们给陈大爷做了胰岛素释放试验，同时给他使用了动态血糖监测仪，旨在观察血糖的曲线和胰岛素的曲线是否一致。发现陈大爷餐

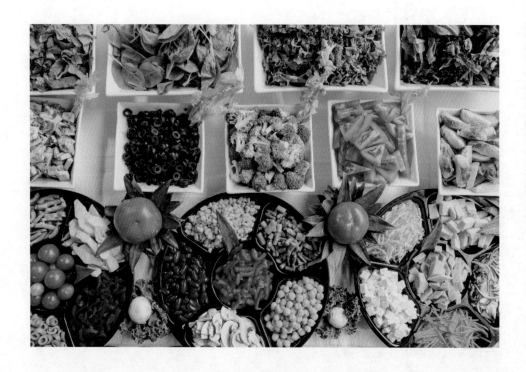

后的血糖高得很快，餐后1～2小时内血糖升到12～14mmol/L，3小时后，血糖降下来了。然而，陈大爷的胰岛素餐后2小时才开始上升，到3小时仍处于高峰值，这就是说食物都差不多吸收完了，胰岛素才有反应，也就是胰岛素高峰出现在不恰当的时刻，从而引发了低血糖。通过上述检查，陈大爷被诊断为糖尿病，也找到了"低血糖"的原因，通过调整饮食结构，陈大爷的血糖恢复了正常，低血糖反应也消失了。

陈小燕医生点评：

正常人胰岛素的分泌与血糖的升高是一致的，但对于部分糖尿病患者尤其是初发的患者来说，胰岛素的分泌就会来得迟些。有些患者认为发生低血糖就不会有糖尿病，其实，反应性的低血糖可能是糖尿病的一个信号以及糖尿病早期的症状。

反应性低血糖的发生，与患者的饮食结构关系很大。若患者进食一些精细食物，就容易刺激胰岛素的过度分泌，而含脂肪、蛋白质等食物就相对不容易过度刺激胰岛素分泌。案例中，陈大爷把医生叮嘱的控制饮食简单理解为饮食清淡，所以他吃得越精细，淀粉类的食物摄入越多，就越容易产生餐前低血糖的表现。

对于这种糖尿病早期的低血糖反应，只要适当调整饮食结构，如吃粗粮、蛋白质、蔬菜等，均衡饮食，使得食物的吸收减慢，有利于与胰岛素的分泌时间相配合，就能避免发生低血糖反应。

冬季"耳中风"突发性耳聋高发，糖友尤须注意

50岁的刘叔近几年血糖值一直处于偏高的状态，最近几天，刘叔的耳朵突然"失灵"了，刘叔立马就诊，被诊断为"突发性耳聋，俗称耳中风"。可在进行了几天的激素治疗后，耳朵"失灵"的症状不但没有改善多少，血糖值更直线上升，最后转到内分泌科治疗。在内分泌科医生的细心观察下，判断刘叔耳朵失聪的症状是由于耳朵中微小血管闭塞所致，在给予改善微循环的药物治疗后，刘叔的听力渐渐改善。

糖友"耳中风"慎用激素

入冬以后，像刘叔一样发生"耳中风"的糖友有所增加，发生原

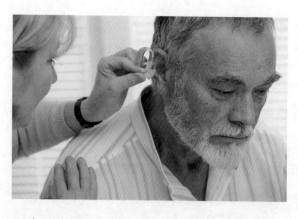

因应考虑糖尿病微血管并发症，这是因为糖友本身的情况易处于血液黏稠度偏高状态，从而造成血液循环不佳，在内耳等部位的微细血管这一问题更加突出，加上寒冷刺激（尤其当气温快速下降时），这些微小血管就更加容易发生急剧的收缩甚至闭塞。这种情况与病毒感染所致的"突发性耳聋"原因不一样。因此，当糖友发生"突发性耳聋"时，要慎用激素，因为一来原因可能不是病毒感染，二来激素（这里指糖皮质激素）会诱发血糖的升高，从而可能引发更多问题。相比之下，应用某些抗血小板药、溶栓类及扩张微血管的药物治疗可能更有针对性，能通过改善微细血管的循环及解除血管的痉挛从而达到治疗目的。

综合治疗防微细血管堵塞

冬季糖友要预防"耳中风"，控制好血糖很重要，其次，血脂、血压、体重等的调控也不容忽视，如无禁忌，预防性地服用抗血小板的药物更是必不可少。因此，日常生活中应该减少摄入脂肪含量高的食物，多吃新鲜青菜及当季的升糖指数低的水果。此外，应尽量减少腌制食物及重口味食物的摄入，对于体重超标的糖友应积极减肥。如果发生耳鸣、听力减弱等症状，应尽快到医院做听力检测，同时检测血糖、血压、凝血功能及血脂、白细胞计数及炎症指标等，以便于及早找到病因及对症施治。越早治疗、症状越轻时治疗效果越好，一旦延误最佳治疗时机，神经细胞将发生不可逆的损伤，听力将永久性丧失。

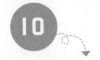

糖友"失足"恨

仅仅是脚上起个水疱即可能并发感染，甚至严重到要截肢？

是的，这绝非危言耸听。

对于糖尿病患者来说，最可怕的莫过于并发症。而糖尿病足是糖尿病最常见的慢性并发症之一，治疗起来，更是困难重重。每10个患者，就有1个难逃截肢的厄运。

殊不知，这样的悲剧，本可以避免……

"随意自在"观念闯大祸

年轻的住院医生小黄回忆起不久前，他在内分泌科病房见到的一个糖尿病患者——62岁的赵老先生，"他来的时候，左脚的五个的脚趾都已腐烂发黑，真是太惨了。"

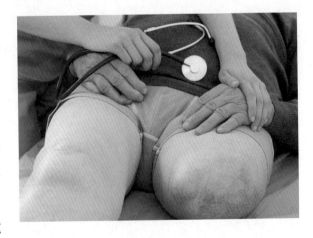

赵老先生15年前就被查出有糖尿病，但由于没什么症状，他也就没太当回事。一直以来，吃喝随意，用药也不规律。用他自己的话说，"活着就是要随意自在些。"

　　偶尔复查血糖，发现血糖没控制好时，他也不急着跑医院，自己会弄点中药吃。

　　3个月前，赵老先生偶然间发现自己左脚拇趾磨破了一点皮，一向随意自在的他，自然也不以为意。但随后他的脚趾头逐渐肿胀，他便自己敷了点中草药应付。可惜病情不见好转，反而加重，从一个脚趾变得瘀黑，逐渐其余四个脚趾也被波及，发黑、变臭。

　　"我没有想过会这么严重，不就破了点皮嘛，怎么也不见好。"赵老先生既懊恼，又困惑。

　　同样懊恼的，是钟婆婆一家。

　　"一年前的元旦，我提议一家人去泡温泉，把老人家也带去乐一乐。回来后，发现老人家右脚拇趾长了个水疱，穿鞋后给磨破了，我给她上了点药膏。可没过多久竟发炎，情况越来越严重，不到几个月脚就变黑了，医生说只能截肢。"李小姐是钟婆婆的儿媳妇，说起婆婆的病，一脸愧疚："都怪我不好，都怪我……"。

　　其实，类似赵老先生和钟婆婆的故事，几乎每天都在发生。临床上，糖尿病患者的足部常会因末梢神经病变、下肢动脉供血不足及细菌感染等而发生感觉异常、深部溃疡、肢端坏疽（组织坏死后因继发腐败菌的感染等影响而呈现黑色、暗绿色等改变）等病变，医学上称之为糖尿病足。

真相：施压在糖友身上的"三重魔咒"

　　神经病变、血管病变和感染，如施压在糖尿病患者身上的三重魔咒，使他们的脚变得异常脆弱，脚上的"蚂蚁之穴"，即可"一溃千里"。神经病变致使他们的足部感觉迟钝或丧失，缺乏保护而容易受伤，血管病变则使肢端组织缺血、缺氧和坏死，受伤的组织难以再生修复，而感染则使局部病变进一步恶化且难以控制。

除此之外，糖尿病患者本身的免疫功能就比较低，抗感染能力弱，处理不好的话，别说是截肢，甚至有可能会威胁生命。目前大家对糖尿病足的严重性认识得还很不够。许多人的"失足"，其实是因为无知。就像前面介绍的赵老先生和钟婆婆一样，不少糖友到了要截肢的境地，对自己的病也还懵然不知。

方先生的经历也有类似的地方：58岁的方先生在被送进医院时，除了脚已发黑腐烂外，全身也已出现感染的症状，发热、寒战、恶心、呕吐，眼看半只脚踏进阎罗殿了，经过及时的治疗，暂时无生命危险。但是，当医生提出要给他截肢时，方先生傻眼了，"有那么严重吗？"

当然，并非出现了足部溃疡就要把脚"砍掉"。在病变的早期，完全可能通过控制血糖、局部护理、皮瓣移植或血管再通手术等保存肢体。怕就怕患者不加重视，一拖再拖而贻误病情。

相比于众多糖友的不重视，医生们对糖尿病足可是丝毫不敢懈怠。为了患者那只脚，内分泌科、心内科、血管外科、整形外科、介入科、营养科、麻醉科等多科专家常要进行科室会诊，如此"劳师动众"，足见这个病的严重性以及复杂性。

相对于这么多的治疗方案，"烂脚"的局部处理是重中之重。糖尿病足的治疗困难而复杂，需要非常专业细致的治疗和护理，一点也马虎不得。治疗一个糖尿病足患者的难度和所要花费的精力，不亚于治疗10个普通患者。

知识链接：哪些糖友易"失足"？

一般来说，糖尿病足多发生在患糖尿病5年以上的患者身上。最新的研究发现，在所有糖尿病患者中，下面这五类糖友患糖尿病足的可能性最高：

1. 合并周围神经病变者

周围神经病变是糖尿病常见的并发症之一。患者下肢的感觉功能会明显减退甚至完全消失，或者感觉发生异常（如麻木、疼痛、针刺样或穿袜套样感觉等），这会使此类患者的足部对外界的刺激（比如疼痛和温热刺激）变得不敏感，即使受了外伤也不一定立即察觉，从而容易发生糖尿病足。

因此，糖友在平时应经常检查下肢的感觉功能及皮肤，发现异常就应及时去医院做进一步检查。

2. 合并周围血管病变者

糖尿病周围血管病变也是糖尿病常见的并发症之一，可引起严重的下肢血管狭窄，使足部的供血、供氧量相对减少。患者的足部一旦出现创伤，伤口就会因营养和氧气供给不足而迁延难愈。

因此，糖友在平时应注意自己是否存在足部发凉、间歇性跛行（不走路的时候没有明显的不适，一走路下肢就会出现酸胀不适感，以致不得不停下来休息，休息一段时间后这种不适感消失）、足背动脉搏动减弱或消失（可通过自我触诊感知，如右图）、下肢静息痛

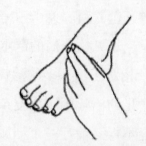

足背动脉的自我触诊

（下肢不行走时也发生疼痛，大多局限在趾或足远端，夜间尤甚，卧位时疼痛加剧，下肢垂下可有缓解）等下肢缺血的表现，如有，应及时去医院做相关方面的检查。

3. 合并糖尿病肾病或糖尿病视网膜病变者

视网膜病变会使糖尿病患者的视力严重下降。患者在走路时，双脚很容易受伤。而糖尿病肾病会严重影响患者的肾功能，使其体内大量的有毒物质无法被及时排出。已患严重视网膜及肾脏病变的患者下肢血管病变常常难以幸免。因此，当被发现存在上述两类并发症时，应重点筛查下肢血管及神经情况，对预防糖尿病足的严重后果非常有意义。

4. 做过下肢截肢手术，足部有溃疡、老茧、鸡眼或足部畸形者

临床研究发现，做过下肢截肢手术和足部有溃疡的糖尿病患者，即使伤口和溃疡面已经完全愈合，其患糖尿病足的概率仍高达80%以上，因为这类患者多数都已经患有严重的下肢血管病变。而足部有老茧、鸡眼或足部畸形的糖尿病患者，其足部很容易因鞋袜穿着不当而受伤，从而易患糖尿病足。

5. 吸烟的糖尿病患者

吸烟是引起糖尿病血管病变的重要因素。据调查资料显示，吸烟的糖尿病患者患糖尿病足的概率比不吸烟的糖尿病患者高15倍。

陈小燕医生点评：

希腊哲学家赫拉克利特说："人不可能两次踏进同一条河流。"然而，糖友们的"失足"故事，却一遍遍重演。失于疾病的拖延，失于治疗的盲目，失于防护的疏忽……其实，真正的"失足"是无知。

"一失足成千古恨，回头已是百年身。"不要等到失去时，才后悔莫及，及早重视，及早预防，方为良策。

一年治疗　停药可望

李叔，53岁。

糖龄：1年2个月。

健康状况：有脑梗死病史，无其他疾病。目前口服罗格列酮钠片，空腹血糖和睡前血糖均在6mmol/L左右，现正准备接受动态血糖仪监测，如没有问题，将予以停药。

糖友秘籍：详细饮食、运动、血糖情况，根据自身情况摸索合适的食谱，听医生话、不懂的及时询问。

因脑梗死确诊糖尿病

据李叔介绍，他去年2月突发脑梗死，被送至广州医科大学附属第一医院治疗，在手术过程中，医生发现其血糖值明显偏高，于是在术后建议他关注血糖问题，去内分泌科看下是否是糖尿病。李叔在主治医生的建议下找到了内分泌科主任陈小燕，经过一系列检查，最终被确诊患有糖尿病。

在确诊后，李叔就开始接受药物治疗。"刚开始吃很多种药，吃到我没有胃口，后来陈主任就帮我改了方案，只吃罗格列酮钠片。"李叔高兴地说："明天我回来佩戴动态血糖仪，如果没什么问题，一周后我就能够停药啦。"

内分泌专科护理咨询门诊李淑华护师笑道："别看他现在很好，

刚开始也犯了很多错。"原来李叔刚患病时，因为怕疼所以不想测血糖。因为吃药胃口不好所以就想停药，不过好在这些都只是想法，每次都及时询问医生和护师的意见，没有擅自执行。

多方位生活管理

尽管糖尿病发现得并不及时，而李叔之所以还能够恢复得如此好，除了治疗配合积极以外，很大程度上还是因为李叔生活管理做得非常到位。

详细记录：李叔平时会做记录，事无巨细，都会记录下来，如每天早中晚做了多少运动、每天走多少步、早中晚分别吃了什么东西等。每次复诊时李叔就会将记录本带过去给医生看，以便医生能够及时发现问题。

寻找饮食规律：因为怕高血糖，李叔开始都不敢吃东西，差点发生低血糖，最后在进一步接受糖尿病教育后，才开始自行摸索，寻找饮食规律。李叔表示，因为还在工作，所以午餐一般都是点外卖，但每次吃完都测血糖，寻找对血糖影响不大的菜式。"我都吃时令菜炒肉，比较好控制量，不会太影响血糖。"李叔指出："但我从不点苦瓜炒肉，一般外卖炒苦瓜为了改善口感，都会放很多糖、盐及味精，对血糖不好。"

每天慢走一万步：李叔一直坚持运动，不过因为身体不好，近年来都只能慢走，几乎早中晚，李叔都要走路半小时，工作间隙，有空的话，李叔也会下楼走一走。

早晚测血糖：李叔介绍，之前一天测几次血糖，但是随着血糖逐渐平稳，每天监测血糖的次数经医生评估可以慢慢减少，所以现在他每周抽2天测两次血糖，早晨的空腹血糖和晚上的睡前血糖。

李叔建议广大病友，不论发生什么问题，有什么想法，一定及时积极极跟医生沟通，听从医生建议，不要盲目听信其他传言。

陈小燕医生点评：

李叔是因为并发症发现糖尿病的，从这个诊断时间来推测，他患糖尿病时间已经至少5年，然而李叔面对糖尿病以及并发症，并没有心灰意冷，而是以积极的心态面对，并付诸行动。

正所谓，一分耕耘一分收获。从李叔被诊断糖尿病到现在的一年多时间里，看着他的血糖越来越接近正常，血脂也稳定在正常范围，血管斑块也在显示缩小的趋势。这些喜人的改变后面，我们能感受到李叔辛勤的付出。

他的经历告诉广大糖友，不管糖尿病的诊断是否早期，是否已经伴随着严重的并发症，我们都要以积极的心态面对，重视糖尿病细节管理，从日常生活的点滴做起，多听从医务人员的建议，从头学习如何防治糖尿病的各种并发症。

夫妻携手共抗糖尿病

李叔，70岁。

糖龄：17年。

基本情况：血糖控制良好，空腹血糖6～7mmol/L，餐后8mmol/L；2013年甲状腺发现良性肿瘤，接受手术切除，右眼接受白内障手术。

李姨（李叔的老伴），69岁。

糖龄：9年多。

基本情况：空腹一般不超7mmol/L，如晚上没睡好会到8mmol/L，餐后8mmol/L多，有时9mmol/L多；2002年曾接受一侧乳腺癌切除手术，2016年10月手术伤疤处出现皮肤破溃，高烧不止，后经治疗和护理已恢复。

糖友秘籍：夫妻携手同心，互相监督，互相学习，共同抗击糖尿病。

互相扶持助老伴适应患糖生活

李叔在2002年确诊糖尿病，后一直接受糖尿病治疗，学习糖尿病的知识，不论是血糖控制，还是饮食和运动控制，一直做得非常到位，至今已有17年了。在2010年左右，

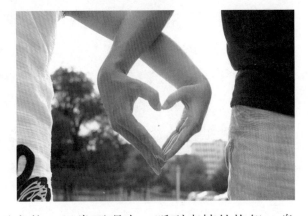

李叔的老伴也开始出现口干症状，经常要喝水，听到李姨的抱怨，身为糖尿病"前辈"的李叔一下子就意识到有问题，赶紧带着老伴去医院做检查，而李姨真的被确诊有糖尿病，由于发现及时，所以李姨并无其他不适。

"刚开始被确诊糖尿病时，总是感觉很严重，心理上总有一道坎。后来慢慢自己做心理调节，才逐渐放开了。"李叔回忆："家人的关心非常重要。"李姨确诊糖尿病后，李叔一直很关心李姨的心理状态，经常会开导她。除此之外，身为"前辈"，李叔还负责了点菜

工作，帮助李姨一起调整饮食结构。前两年，李叔和李姨每天都会一起出去散步、做运动，近两年因为要带两个孙子，这才慢慢减少了一起活动。除了生活方面，关于李姨的血糖控制情况、用药情况，李叔说起来也是如数家珍，记得非常清晰。

李叔表示，患糖尿病后一定要心态好，放得开，不要总是沉迷于患病状态，消极抵抗，而是要积极地学习相关知识，努力控制好它。

腋下溃疡护理得当完好无损

虽然各个方面的工作都做得非常到位，但是李叔和李姨的患糖生活也并非风平浪静。据李叔介绍，2016年10月8日，李姨开始发高烧，一直降不下来，后来去医院检查，这才发现李姨的左腋下有溃疡，这才引起的高烧不下。李叔告诉医生，李姨腋下之所以出现破溃，很可能与手术伤疤有关。2002年，李姨曾检查出左侧乳腺癌并接受手术切除，在其左胸处留下了一道瘢痕，在此之后，李姨的该处伤疤附近皮肤的感觉一直不太灵敏。所以这次出现溃疡，李姨才开始重视。

在确定好病因后，外科医生建议进行手术植皮治疗，但李叔和李姨都不太愿意，幸好因为李姨平时病情控制良好，广州医科大学附属第一医院内分泌科陈主任表示可先尝试药物治疗，观察其恢复情况再做进一步打算。随后，李姨开始接受药物治疗及物理治疗等，23天后，李姨的溃疡开始呈恢复趋势。"陈主任和护士都很负责，出院的时候反复教我怎么清洗伤口及换药、怎么做才愈合得快。"李叔说："回去后，我每天帮她清洗伤口，再重新包扎，每个月带她复诊，终于在上个月全都好了，外表完全看不出曾经有过溃疡。连医生都说，恢复得这么好是个奇迹。"

糖尿病是一个终身病，家人的关心和爱护对糖尿病患者而言非常重要，这不仅让他们心情愉悦，有时真的可能会对病情产生正面影响，让他们恢复得更好。

陈小燕医生点评：

糖尿病常常见于共同生活、相同饮食习惯的夫妻，故又被称为"夫妻病"。在这种情况下，夫妻究竟是互相监督、勉励、一起改变不良生活方式？还是互相指责、各管各的、甚至都不重视？

这个故事中的李叔两夫妻，向广大糖友夫妻树立了一个非常正能量的榜样。他们面对糖尿病及后来的严重并发症，采取了积极的态度，俗话说，夫妻同心、其利断金。在充分相信科学、相信医务人员的基础上，积极配合治疗，难得的是一把年纪了，还努力学习、掌握了日常的糖尿病护理操作，大大减少了频繁到医院的看病换药的不便及带来的经济负担。

功夫不负有心人，经过不懈的努力，他们在控糖路上不但打了一个漂亮的大胜仗，还掌握了更多的糖尿病防治生活技巧，增加了两夫妻的感情，为应对糖尿病有了更多的信心。

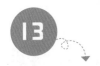

13

糖尿病为何逆转了又重来？

关叔，60岁。

糖龄：5年多。

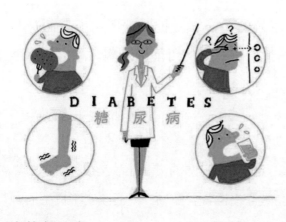

治疗情况：2014年4月被确诊糖尿病，后经治疗成功"逆转"，于2015年1月停药。最近一个月，因消瘦就医，发现随机血糖高达28mmol/L，经过一周住院治疗，血糖逐渐恢复正常。

糖友秘籍：不论血糖状况多好，都不能掉以轻心，控制饮食、积极运动，重要的是一定要持之以恒。

经治疗成功"逆转"

关叔回忆，大约在2014年4月的一天，早晨起床时感到头晕，察觉到有些不对劲，于是立即前往医院就诊，经检查，确诊高血压和高血糖，糖化血红蛋白检测指标高达19%，血糖值可能更高，但具体数值已记不清楚。随后，关叔便在医院就医，治疗4个月后，关叔找到广州医科大学附属第一医院内分泌科陈主任进行进一步治疗。

"陈主任跟我说，只要积极配合治疗，药物可以慢慢减少，甚至可以不吃，这给了我很大信心。"关叔笑道："有了信心就成功了一半。"之后的几个月，关叔一直遵从医嘱，吃药、控制饮食、规律运动，且他还每天扎手指观察血糖的变化，"看着血糖一点一点降下来，真的很高兴。"经过2～3个月治疗，关叔的血糖基本恢复正常，空腹血糖低于6mmol/L，餐后血糖低于10mmol/L，于是关叔自行将药物减半，并保持原来的饮食和运动方式，发现血糖也非常平稳，后来关叔就开始减少去医院了。2015年元旦后，关叔提出停药请求，但被陈医生驳回，劝告他要慢慢来，并给他换了一种新药，但回家后，关叔并没有服药，擅自停药了，后来再没有看过医生。

退休大吃大喝血糖再度飙升进医院

关叔表示，虽然擅自停了药，但自己一直坚持之前医生交代的饮食原则，每天都在做运动，并且刚开始也是每周都在测血糖。但发现血糖波动不大、较为平稳后，测血糖的频率就开始减少，直至大约8个月前，测血糖的试纸用完后，关叔全面停止血糖监测。"我以为四年都没事，就真的没事了。"关叔后悔："我还跟朋友说，跟我学习，不要看医生，没想到自己就进医院了，真的不知道怎么面对朋友。"

此次，关叔是怎么住院的呢？几个月前，关叔退休了，各种聚会找上门，你请我一顿，我请你一顿，关叔开始大吃大喝，而且运动也开始三天打鱼两天晒网，血糖更是很长时间没再管过，直到四五月份，关叔发现自己明显消瘦，且打不起精神，这才意识到不对劲。去买了新的血糖仪，一测血糖发现，随机血糖高达28mmol/L，餐后更是超过30mmol/L，这才再一次找到陈主任。经过一周的住院治疗，关叔的血糖再一次恢复正常，接受采访的当天早晨，关叔的空腹血糖仅为5.6mmol/L，且幸运的是，经检查关叔还没有糖尿病严重并发症。

最后，关叔希望糖友们要以他为鉴，治疗糖尿病一定要持之以恒，坚持饮食控制和运动，不要因为血糖平稳就掉以轻心，更要听医生话，不要像他一样自以为是。

陈小燕医生点评：

像关叔这样的糖尿病患者在临床上也非常多见，在刚发现糖尿病的开始都非常重视，积极配合医生全面管理糖尿病，包括改变生活方式、调整饮食结构、规律运动并监测血糖。但是能长期坚持下来的糖友真不多。为什么会有这样的现象？为什么不能十年如一日地坚持？说到底还是对糖尿病抱有侥幸的心理，以为血糖降下来了，甚至持续一段时间了，糖尿病就真的治好了，以后也不会再发了。

在这里，特此借关叔的这个故事，呼吁一下，糖尿病是一个慢性病，到目前为止，尽管有不少方法能令到血糖较长时间保持正常，但是这并不意味着可以重拾过去的不良生活习惯。相当多的糖友之所以发展到全身大、细血管都堵塞的严重后果，是因为在相当长的一段时间中，不重视、不监测、不理会身体发出的警告信号造成的。

最后提醒各位糖友，一旦曾经有过血糖不正常的历史，就应该买一个血糖仪作为终身伴侣，同时努力地彻底改掉不良的生活方式，才有可能永远不再遇见糖尿病。

隐瞒病情，却更苦了子女

麦阿姨，70岁，潮州人。

糖龄：10多年。

病史：患高血压10余年，一直用药治疗。高血糖10余年，一直未得到正规治疗，入院时空腹血糖12mmol/L，餐后血糖高达20mmol/L，双眼均有眼底出血情况。自述无其他不适。

糖友教训：出现不适一定要及时告诉子女，不要因为怕子女担心

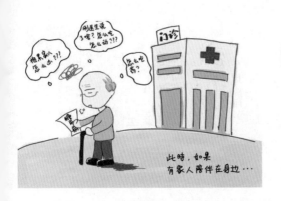

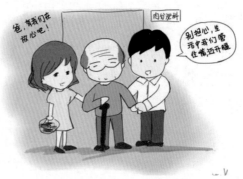

不说，结果只是让子女更伤心。

眼底出血1个月误以为是红眼病

麦阿姨此次入院是因为视力明显下降、眼底出血，而在入院时，麦阿姨的空腹血糖12mmol/L，餐后血糖更是高达20mmol/L。记者问其服药情况，麦阿姨表示，10多年前医院免费检查说血糖高，给她开了些药，此后的10余年，麦阿姨都自行购买同样的药吃，一直没有再看过医生，也不知道要检测血糖。

1个月前，麦阿姨的女儿带外孙女回家探亲，麦阿姨与孙女一起睡，而当时外孙女患了红眼病，第二天女儿、孙女离开，麦阿姨就感觉"左眼前面好像粘了羊屎，擦不掉"，便以为是被外孙女传染了红眼病，于是自行购买了眼药水滴，但滴了1个月，眼睛都不见好转。直至这个月女儿再次回家，发现母亲不对劲，问了之后才知道她看东西变得非常模糊。女儿赶紧带她就医检查。医生确诊左眼眼底出血，而此次入院发现，右眼同样有轻微出血。

儿子"控诉"母亲隐瞒病情

麦阿姨的儿子黄先生一直陪着母亲住院就医，而在接受问诊时，黄先生"控诉"母亲隐瞒病情。"我和妹妹一个在广州、一个在深圳，逢年过节才能回老家，而妈妈又不愿意跟我们住。虽然我们每天都给她打电话，但是每次问她有没有事，她都说'没事'，问她有没有不舒服，都是'好着呢'。"黄先生说："这次母亲住院，把我们兄妹俩的原有安排全部打乱了，由于母亲看东西不清楚，语言又不通，只能轮流陪在身边，一起住院，哪儿都去不了。"

黄先生透露，去年5月时，黄阿姨被摩托车排气管烫到，一大块皮肤发炎、溃烂，但麦阿姨都说没事，直至儿子回家觉得她走路姿势有点不对，问她腿怎么了才说实话。"她有什么事，都要靠我们观察，但说实话，我们其实也不太懂医学，就连高血压也是这次住院被查出来我才知道。"黄先生表示：体谅母亲不愿意进城的意愿，但希望母亲有任何不适能够及时告知，以免造成不可挽回的后果。同时，如果母亲能够在没有发生严重后果的时候来医治的话，可能不用住院，也不用花那么多的钱，他们兄妹俩也不用耽误工作及生活上的安排。

麦阿姨表示，不告诉子女是因为怕他们担心，也怕耽误他们工作，自己以后一定听从医生话，控制好病情。

点评：

"不要麻烦子女"，是众多老年人的心里话。因为他们觉得子女有自己的生活及工作，负担已经很大了，就不要再让孩子们为老人家费心了，因此，不少老人家喜欢对子女们"报喜不报忧"，对于身体的各种不适，能忍就忍，大事化小事，小事当无事。殊不知，如果这些"小事"是身上的小毛病时，一旦忽视或者拖延了被发现的时间，也就是往往到了"小事"变成"大事"，或者"小病"变成"大病"的阶段。当病痛无法再忍、实在扛不住了告诉孩子们，再就医时，往往错过了早期的治疗时机，这时候，不但钱省不了，病还治不好。由于小病拖成了大病，反而成了家庭的负担，孩子们不得不放下工作，腾出时间来照顾老人家，就像故事里面麦阿姨的儿子，就不得不请假来照顾她，由于家庭支出一下子增加了，还要考虑怎么样才能多省点钱。真是好心办了错事，反而更加麻烦子女了。

那么作为老年人，怎么做才是真正的爱孩子呢？我的建议是，爱护自己就是爱护孩子，把自己的身体健康保住，就是最大限度地帮孩子减轻负担。

病从浅中医，关注自身不良信号，早发现、早治疗身上的疾病，才是懂省钱、懂省心、懂爱家和孩子的老年人。

就医"三心二意"，血糖居高不下

伍阿姨，67岁。

糖龄：14年。

治疗情况：早晚测两次血糖，但空腹血糖仍旧超过10mmol/L，居高不下。近期因肺结节、胃痛住院检查，
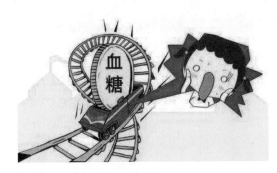
加用胰岛素治疗后，空腹血糖值降至7.2mmol/L，餐后血糖值维持在10mmol/L以下。

糖友教训：糖尿病需要长期综合管理，看医生要"一心一意"。

14年糖龄不知道吃什么药

伍阿姨今年67岁，家住增城，一直在当地医院就医。据伍阿姨的老伴介绍，伍阿姨是2005年确诊的糖尿病，一直都有看医生，药从来就没停过。且伍阿姨每天都监测血糖，早上测空腹血糖、晚上测餐后血糖，血糖控制情况却仍不理想，血糖值都从未低于10mmol/L。这让陈主任感到非常奇怪，为什么从未间断就医，血糖情况却如此糟糕呢？

经过详细询问，这才了解到，虽然伍阿姨一直都在看医生，从未间断用药，但当问及吃的什么药时，伍阿姨和老伴却一头雾水。"今天看这个医生，明天看那个医生，每个医生开的药都不同，总之一堆药，医生让我吃什么，我就吃什么。""不过"，伍阿姨开心地说："这次看陈医生，用了胰岛素，餐后血糖值终于低于10mmol/L了"。

除看医生"三心二意"外，伍阿姨的饮食状况也非常糟糕，而这主要原因是缺牙。笑得开怀的伍阿姨，却仅有几颗牙齿。据伍阿姨透露，在50多岁时，伍阿姨就开始掉牙，直至今日仅存几颗牙齿，所以平时一日三餐都只能喝粥、吃粉面，这可能也是伍阿姨血糖控制不好的原因之一。

降血糖赶走"肺癌"阴影

伍阿姨此次住院是因为被怀疑是肺癌。伍阿姨透露，2018年初时，她体检发现肺部有一黑点，医生叮嘱其观察，最好能够去大医院做下检查，但因为没有不适，所以伍阿姨没有理会。2019年7月，伍阿姨出现气喘症状，在当地医院诊断说是"支气管炎"，虽然后来一直有用药治疗，但一直未"断尾"。到8月份，因"感冒"再次出现咳嗽加重，10多天未愈，这让伍阿姨和老伴惊慌不已，这才来到了广州医科大学附属第一医院。

经检查，伍阿姨肺部的黑点已经变成一块黑影，医生怀疑是肺癌，建议做病理检查。但由于伍阿姨的血糖过高，无法接受进一步检查，这才转至广州医科大学附属第一医院内分泌科陈小燕处。在此期间，伍阿姨及老伴一直都提心吊胆，非常紧张，不过，幸运的是，在血糖降下来后，肺部感染情况减轻，肺部黑影也明显变小，目前已确诊伍阿姨并非肺癌，而是长期高血糖引发的慢性感染性肺结节。

经过这次惊心动魄的经历后，伍阿姨非常庆幸，并决心要好好反省，承诺以后一定要多学习并重视糖尿病的知识，对糖尿病进行综合管理。

陈小燕医生点评：

伍阿姨的经历相信许多糖友都深有体会。在她的故事中，有几点值得大家注意：一是糖尿病史10多年，竟然连自己吃什么药都不清楚。二是去看医生，仅仅是为了开药而不是跟医生交流病情；三是才50多岁就开始掉牙齿也没有意识到不对劲，一般而言，不到年龄就掉牙齿，也有可能跟长期血糖

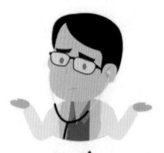

居高不下有关系，如果能及时就医寻找原因，也许不会67岁就只剩几颗牙齿。四是当发生了"感冒、咳嗽"时，只把关注点放在"治标"（感染）而没有重视"治本"（高血糖），这也是导致肺部感染迁延不愈的重要原因。

从伍阿姨的身上，我们可以吸取到以下教训：从糖尿病发生时，一定要尽量多地了解这个可能的"终身伴侣"，而且要时刻关注病情变化以及并发症的苗头。做到知己知彼，才可以与糖尿病和谐共处。

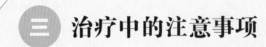

三 治疗中的注意事项

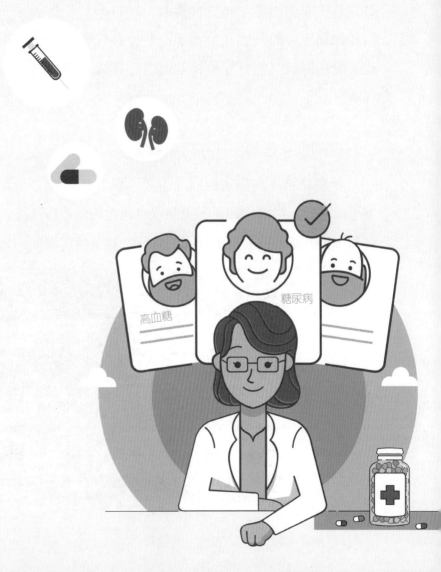

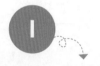

舌尖上的糖尿病

作为一名糖尿病患者，每天最纠结的就是怎么吃。2017年下旬，我国首个《中国糖尿病膳食指南（2017）》在北京发布。这份指南针对糖尿病患者的疑惑，给出了一些饮食权威建议，让糖尿病患者在享受美食的同时又能更好地控制血糖。那么，糖友们每天具体该怎么操作呢？

控制饮食是最基本的手段

饮食是糖尿病病情控制的重要手段，是控糖"五驾马车"里面最基本的手段。可以说如果不控制饮食，血糖就难以达标。这个指南的发布给了糖友更多饮食上的选择。然而，这个指南面向的人群是没有特殊

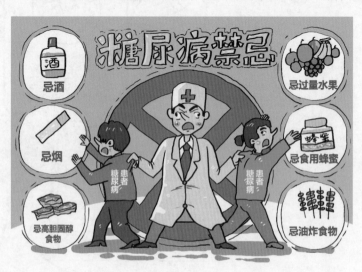

并发症的糖友，如糖友为妊娠糖尿病、糖尿病合并肾病、痛风、心力衰竭、高血压等患者，应结合自身情况采取更合适自己的膳食结构。

水果、肉类这样吃

为了解决糖友每天对饮食的纠结，该指南给出了八条建议。

第一条：吃、动平衡，合理用药，控制血糖，达到或维持健康体重。

点评：健康体重的计算公式是：健康体重（kg）=身高（cm）－105，维持健康体重对于控制病情非常重要，因此如果是过瘦的患者要增重尤其是肌肉质量；过胖的患者要减重尤其是减去多余的脂肪，特别要提出的

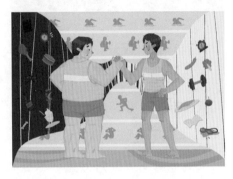

是腰围与脂肪过多堆积的关系更密切，将腰围控制在合适范围有利于预防腹型肥胖。此外，即使体重正常，也要看体脂比率，即体内脂肪的含量是否正常（正常范围女性不超25%，男性不超20%），体内脂肪过多或体内肌肉量过少，都不利于控糖。

糖友适宜的运动时间是餐后半个小时至1个小时，有助于拉低餐后高血糖的风险，也不容易出现低血糖。建议糖友每天至少运动30分钟，规律运动才有助于控糖。

第二条：主食定量，粗细搭配，全谷物、杂豆类占1/3。

点评：对于普通糖友，主食量应控制在全天摄入总量的55%～60%左右，如果肥胖的糖友，主食量可以减

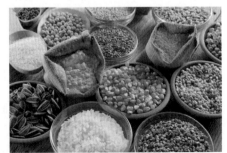

少到50%～55%，注意减少精细的淀粉制作的主食以避免餐后血糖过高。

第三条：多吃蔬菜，水果适量，种类、颜色要多样。

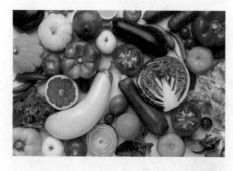

点评：有些糖友担心水果升糖，因此不吃水果，认为用蔬菜代替就可以了。切记蔬菜是不能代替水果的，蔬菜主要含有纤维素和维生素，一些果糖等营养素是没有的。水果不但含有纤维素及维生素，还有果糖等对身体健康有利的成分。蔬菜有红、黄、白、绿、黑等多种颜色，不同颜色的水果中所含的主要微量元素是不一样的，颜色越深的水果及蔬菜提示微量元素越丰富，可以适当选择。

水果不是糖友的饮食"禁区"，但水果含热量，因而吃水果时要根据每天的热量来分配好分量，减去相应热量的其他主食。进食水果时间最好在两餐之间，选择一些升糖指数低的水果，如樱桃、柚子、苹果等。

第四条：常吃鱼禽类，蛋类和畜肉类适量，限制加工肉类。

点评：深海鱼含碘比较高，而碘可以防辐射、防癌，可以帮助人体增强抵抗力、预防疾病，可以适当多吃。但我们并不建议只吃海鱼，因为不同鱼类的蛋白质含量不一样，应均衡选择鱼类。此外，如果要限碘的糖

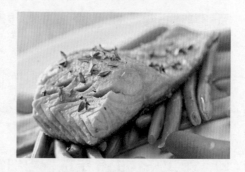

友吃多了海鱼，会刺激甲状腺结节的生成，容易诱发甲状腺疾病。

蛋黄可以适量吃，因为天然的胆固醇不会加重体内的胆固醇含量，但也要根据每天的蛋白质及脂肪的总摄入量来平衡蛋类和禽肉的摄入。

第五条：奶类豆类天天有，零食加餐合理选择。

点评：奶类建议饮用脱脂奶，因为脱脂奶去掉了甘油三酯，不容易出现高甘油三酯血症。需要注意的是，奶类属于蛋白质，应按每天20%～30%的比例来摄入。如果患者有肾病或很胖，奶类的摄入要更为严格。

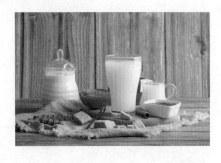

对于零食的选择，可以选择坚果类零食，如核桃、瓜子等，富含不饱和脂肪酸，但这类零食属于高热量，要注意总摄入量不要超标，并相对固定进食时间。对于薯条、烘烤食物（如方便面、酥脆饼干）等高热量营养又少的零食，不建议糖友食用。

第六条：清淡饮食，足量饮水，限制饮酒。

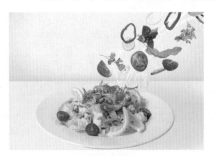

点评：如果喜欢"重口味"的糖友，可以在烹调时加点醋来提味，但有尿酸高及痛风性关节炎的患者要注意少吃。糖友每天至少要喝800～1000mL的水，建议每隔1～2小时喝50mL左右，不主张一下子喝太多的液体哪怕是白开水。对于喜欢喝咖啡的糖友，可以适当品尝无糖咖啡，但不建议多喝，以免引起神经过度兴奋进而影响心脏等重要器官功能。至于喝茶，建议喝淡茶，太浓的茶会刺激神经，收缩血管，引发意外。

第七条：定时定量，细嚼慢咽，注意进餐顺序。

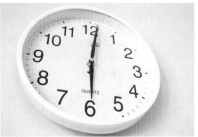

点评：合理的进餐顺序能有效控制血糖，建议先吃不易消化、升糖指数低的

食物，如先吃蔬菜及肉类再吃主食如米饭，这样的进餐顺序不仅可以减少主食的摄入量，还可以使得主食的升糖指数下降，有助于减少餐后血糖飙升。

第八条：注重自我管理，定期接受个体化营养指导。

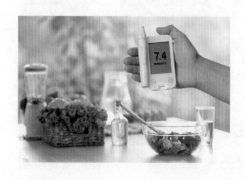

点评：如果是新发的糖尿病，应当在首诊时接受第一次专业的营养指导。1个月后再接受第二次随访性指导，至少3次。如果糖友在3个月到半年后病情控制得不错，而且在饮食方面已形成有利于控糖及维持身体健康的习惯，就可以按现有的饮食方案进行。需要注意的是，曾经合适的饮食方案，一旦病情改变了，如出现并发症，就需要重新调整饮食方案了。

2

巧记"手掌法则"，搞定糖尿病饮食量

众所周知，饮食治疗是维持血糖稳定的基础，"管住嘴"对糖尿病患者的重要性不言而喻。但是，一日三餐究竟该吃多少，营养又该如何搭配呢？

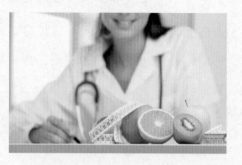

如果严格按照"称量法"，每次饭前都拿个天平称一下要吃的东西，未免有些麻烦。

现在，糖尿病患者不用再为"吃多少"犯愁了，只需伸出您的手，"手掌法则"轻松帮您搞定"吃多少"的问题，让我们学起来吧。

每顿主食的量约一个拳头

1g碳水化合物能提供热量16.7kJ，碳水化合物应占总摄入热量的55%为佳。

普通成年人每天的主食，包括馒头、米饭等（即碳水化合物）约为250~300g。

具体摄入量如下：

每顿饭吃淀粉类主食，约1个拳头大小就够了。每天2~3个拳头大小的主食就差不多了。

每天蛋白质的量约一个手掌心

1g蛋白质能提供热量16.7kJ，蛋白质应占总摄入热量的15%~20%。

1个人每天的摄入量应为每千克体重1g。举例：体重50kg的人每天应摄入约50g蛋白质，大约相当于掌心大小、一节小指厚度的一块牛羊肉、鸡肉、鸭肉或鱼肉。

具体摄入量如下：

糖尿病患者每天摄入50~100g的蛋白质即可满足身体需求。

每天油脂的量约一节拇指

1g脂肪能提供热量37.7kJ，脂肪应占总摄入热量的25%~30%。

我们每天所摄入的脂肪，除了来自烹饪油，还包括大量的肉类、奶类甚至坚果类。因此，烹饪时油不能放太多。

具体摄入量如下：

1个人每天的油脂摄入量控制在一节拇指的量就够了。

每天瘦肉的量约两个指头宽

具体摄入量如下：

一块与示指厚度相同，与两指（示指和中指并拢）的长度、宽度相同的瘦肉相当于50g的量，可满足全天营养摄入的需要。

每天蔬菜的量一到二捧

这里蔬菜是指低碳水化合物的绿叶蔬菜，如白菜、菠菜、卷心菜、豆芽等。土豆、山药、红薯等根茎类蔬菜由于淀粉含量较高，应按主食算。

具体摄入量如下：

两手一捧的青菜量大约有500g，每天进食500～1 000g蔬菜可满足需要。

水果的量每天一个拳头

由于大部分水果的含糖量都比较高，所以食用水果要特别引起糖尿病患者的注意，每天大约食用200g水果即可。

具体摄入量如下：

一般来说，200g的水果相当于1个拳头的大小。

酒要少量，每次一个指节高度

糖尿病患者最好不要喝酒，如果一时难以戒掉，也要尽量少喝。最好选择红酒、啤酒等，高度烈性白酒应当禁饮。

具体摄入量如下：

用50mL容量的杯子作为参照，建议每次红酒的量以一节示指高度为准，啤酒的量则以一节拇指高度为准。

"手掌法则"注意事项

如果您的体型肥胖，且活动量不足，热量摄入就要限制得严格一些。

如果您的体型偏瘦，且活动量较大，那么热量摄入则应适当放宽。

糖尿病患者也要饮食多样化，并非什么都不能吃，注意膳食平衡即可；例如今天多吃了几颗花生米，就应该少吃点肉以保持平衡。

虽然"手掌法则"不是特别精确，但却非常直观、形象，并且可操作性强，易学易懂，有助于糖尿病患者对自己食量的控制。

低糖、低脂饮食，防降糖药"失效"

68岁的张大爷前年被诊断出患有糖尿病，这两年来使用口服降糖药控制血糖，效果都不错。可最近，张大爷的血糖一直飙升，即使按时服药，但降糖药就像"失效"一样不管用。有些糖友服用一种药或几种药时，发现原来的分量已经不管用了，这很大原因是胰岛功能衰退所致，而一些不良的饮食、生活习惯也是降糖药"失效"的"推手"。

两类降糖药最易"失效"

糖友口服降糖药失效是很常见的问题，如果原因是胰岛功能的衰退，这个失效就不是耐药性的问题。因为口服降糖药能在体内发挥作用，前提是体内存在一定数量的胰岛细胞，若胰岛功能衰退了胰岛细胞分泌胰岛素的能力就下降了，因此降糖药就越来越难发挥功效了。不同降糖药失效的时间是不一样的，最快的是磺脲类药物，因为这类药物能刺激胰岛素分泌，长期刺激胰岛细胞工作就会加速胰岛功能衰退。此外还有二甲双胍，据统计，每年大概20%的患者服用二甲双胍会发生"失效"的问题。

降糖药"失效"除了与胰岛功能衰退有关外，糖友的一些不良习惯也是重要诱因，如生活饮食习惯的改变、运动减少、体重增加（体重增加了意味着胰岛素抵抗增加）等。此外，若体内有感染，特别是慢性感染（真菌感染、结核菌感染、细菌感染等）、发生肿瘤等情况，也会导致降糖药"失效"。当糖友发现正在吃的降糖药不管用了，一定要尽快找出原因。

高糖、高脂饮食，损伤胰岛功能

降糖药"失效"很大原因是糖友胰岛功能衰退，胰岛功能衰退除了是糖友自然病情所致外，一些外力的因素也不可忽视。

高糖饮食： 指的是容易吸收的精制淀粉类食物，如粥、蒸面、馒头等，这类食物吸收快，其中的糖分含量高，与同样食物但是由粗粮制作者比较，会更大量地刺激胰岛素分泌，长此以往的话将大大增加胰岛负担。

高脂饮食： 进食富含脂肪食物会导致餐后高脂状态，同样会加速胰岛功能衰退。

胰腺炎： 尤其是慢性胰腺炎。有可能损伤胰腺的内分泌功能。此外还有体内器官的肿瘤或胰腺本身的肿瘤等均有可能破坏胰腺的内分泌功能。

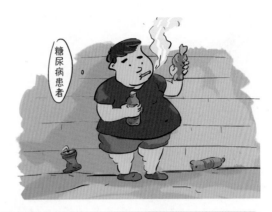

"胰岛休息治疗" 助药物 "尽职"

对于降糖药 "失效" 的情况，糖友也不要慌张，要积极应对。当糖友发现服用降糖药不能很好地控制血糖时，可以尝试 "胰岛休息治疗"。方法是让糖友停用原有的所有降糖药，使用 "胰岛素泵" 治疗，它有相当于人工胰腺的功能，能让自身的分泌胰岛素的细胞暂时停止工作。由于降糖药失效很大原因是胰岛功能衰退，胰岛细胞 "太累了" 分泌不出胰岛素，而让它们休息一段时间后，可使胰岛功能改善甚至恢复到之前的状态，这样降糖药又能起作用了。

除了 "胰岛休息治疗" 外，糖友要防止降糖药 "失效"，最重要的是配合饮食，饮食要低脂、低糖、适量。同时进行适当的运动，如快步走、甚至能增加肌肉容积的健身等运动都是不错的选择，它有利于改善胰岛素的敏感性。拒绝过度肥胖，保持健康体重 [健康体重（kg）＝身高（cm）- 105] 也有利于改善胰岛素的敏感性。

糖尿病患者减重新方法

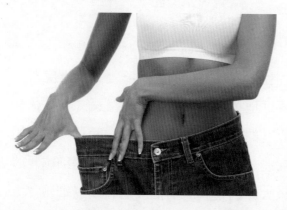

减重是肥胖"糖友"很重要的治疗方式之一。传统的减肥手术治疗主要是胃绕道手术，但需切除患者的幽门。2013年，广州医科大学附属第一医院糖尿病暨肥胖减重治疗团队就在腹腔镜下完成了对一名肥胖2型糖尿病患者的"袖状胃切除＋单接口十二指肠、空肠吻合术"，成功达到减重目的，同时又保住了胃的幽门，可防止患者术后腹泻和贫血。

特点：把胃缩小并改变食物运输通道

根据2010年的统计数字，3名糖尿病患者中就有1名是肥胖者，很多糖尿病患者甚至是胖得让人束手无策，因此减重是对肥胖糖友很重要的治疗方式之一。对于肥胖的糖尿病患者，除了在药物上使用胰岛素治疗，还需要通过手术进行减重治疗。而传统的减肥手术主要是抽脂和胃绕道手术，但是抽脂难以达到预期的效果，而胃绕道手术又不能保留幽门。

2010年以来，广州医科大学附属第一医院减重团队采用了一种新的减重手术，那就是"袖状胃切除+单接口十二指肠、空肠吻合术"。简单说来，就是把胃缩小，同时改变食物运输通道。

这种减重代谢手术属于微创外科手术，可减少患者术后并发胃肠溃疡、食物倾倒症、严重贫血等情况的风险，同时，又可以使患者明显减少因

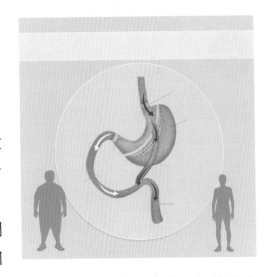

"慢性高血糖"引发的并发症以及吃一大把降糖药的痛苦，把糖尿病对患者生活质量的影响降到最低。这类手术除适用于肥胖的2型糖尿病患者外，还适用于患2型糖尿病而体重尚未达到肥胖标准的患者。

优点：保住幽门可防术后腹泻和贫血

该手术方式创始人是广州医科大学附属第一医院减重团队客座教授黄致锟教授，腹腔镜下"袖状胃切除+单接口十二指肠、空肠吻合术"也是广州地区首例用于治疗2型糖尿病的外科手术方式。这种手术方法跟胃绕道手术原理基本相同，都通过减少食物的摄入及吸收、改变胃肠激素的分泌达到改善糖代谢的目的。但是，它又具备经典的胃绕道手术所没有的优点，即保留了幽门。这个看似小小的改良，一方面有助于进餐后食物进入小肠的速度减慢，从而减少了手术后患者腹泻等症状的发生，另一方面因幽门腺含有G细胞，后者可分泌促胃液素，而促胃液素能引起壁细胞分泌内因子，从而有助于减少术后贫血的发生。

小檗碱（黄连素）降血糖，剂量"不对症"

最近，甜蜜家园论坛上很多糖友在问：黄连素是不是真的能降血糖？并有糖友在下面回复"确实可以"，还有位糖友现身说法，说自己用黄连素配合二甲双胍联合降血糖，效果很好。但也有糖友说不靠谱，降糖没什么效果，并认为会加速其他并发症的出现。那么，黄连素到底能不能降血糖？是不是有副作用呢？

黄连素真的能降糖

复方黄连素在传统的治疗中是作为常用的抗菌药物，主要用于肠道感染、菌痢、胃炎等病症。但近年临床研究证明，黄连素中的主要成分盐酸小檗碱对2型糖尿病有良好效果，这一发现让很多糖友惊喜不已，有不少糖友以身试药，为证实这一研究是否属实。

近年来，针对糖尿病治疗，黄连素的主要成分盐酸小檗碱主要被开发用于减重、调节肠道菌群。这是基于有研究证实，肠道菌群紊乱是糖尿病的致病原因之一，而盐酸小檗碱可帮助恢复健康的肠道菌群，所以可以起到很好的改善血糖的作用。

此外，盐酸小檗碱还有"消炎"作用，此处的"炎"并非指用抗生素治疗的炎症，而指如胰岛素抵抗导致的身体及血管的慢性炎症，所以对于有胰岛素抵抗的人群（这类人群看起来往往比较胖），加用黄连素可起到辅助降糖的作用，同时还对血管功能的恢复有帮助，能起到防治心脑血管病变的作用。

黄连素仅对"中消"糖友有效

即使黄连素的成分中确实有降血糖的机制，但是并非人人适用。从祖国中医角度分析，糖尿病被称为消渴症，分为上消、中消、下消。上消主要与肺热相关，中消则与胃肠等内脏功能失调相关，下消则与肾虚等相关。因而黄连素似乎更适用于中消患者，上消与下消患者服用黄连素很可能难以达到满意的作用，有些体质虚寒的患者长期服用还可能导致不良反应。

值得提醒的是，是药三分毒，如不对症的糖友长期服用黄连素，身体会越来越虚弱，也不利于身体健康及生活质量的提高。

剂量"不对症"新药在开发中

目前市面上售卖的复方黄连素的主要治疗目的仍是以肠道感染为主，而如想要通过吃黄连素来降糖，有效成分盐酸小檗碱的剂量显然是不够的，所以目前市面上的复方黄连素很可能只能作为某些糖友的辅助降糖手段，还不能真的用于治疗糖尿病。不过已有很多厂家看到黄连素中盐酸小檗碱的降糖疗效及应用前景，目前在做药物研发，通过提纯黄连素中的有效成分，开发针对糖尿病治疗的黄连素。

虽然论坛中有糖友提出已用黄连素替代部分剂量的二甲双胍用于降糖，但这样的做法是不提倡的。黄连素降糖的主要有效成分是盐酸小檗碱，而市面上售卖的黄连素多为复方成分，其中混杂了很多其他药物成分，而这些对糖尿病治疗无效的药物成分长期服用很可能加重身体负担，甚至引发副作用，如增加并发症风险等。

6

饮食巧搭配，糖友也能饱口福

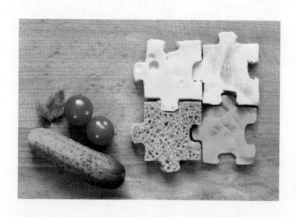

春节期间，面对诱人的大餐，糖友常常会分为两大阵营：一方是严格律己，为了控制血糖，一律戒口不多吃，每次只能对丰盛的佳肴敬而远之；另一方是"享乐型"糖友，认为过节就该吃吃吃，反正有降糖药"护航"呢。专家表示，于糖友而言，饮食是控制血糖的关键，只要学会科学搭配美食，了解自己每天大概的能量摄入，就能在控糖之余又不错过品尝美食。

六大营养素是标配

我们每天要摄入淀粉（碳水化合物）、蛋白质、脂肪、维生素、微量元素、水、纤维素等几大物质。而总热量的多少，要根据理想的体重及每天粗略的能量消耗情况而定。打个比方，对于退休人员而言，多为轻微体力劳动，一般以理想千克体重乘以25～30所得的数值为每天的总热量数，如理想体重为50kg的人，每天摄入的热量则为6278.8kJ（按125.6kJ/kg体重计算）。这6278.8kJ可分三餐分配，最常见的分配方案是早餐1/5、午餐2/5、晚餐2/5或者早、午、晚餐各占

1/3。如果选择少食多餐的方案，可以在两餐之间加餐，加餐的热量从下一餐中扣除。

"算一算"美食的配额

糖友每天都要摄入几大营养素，那么，这些营养素该如何分配才能有利于血糖控制呢？在几大营养素里面，每天的总热量主要是淀粉、蛋白质和脂肪，每天淀粉类的摄入要占多数，占五六成，蛋白质要视个人而定，一般占三成左右，老年人若肾功能不好，蛋白质摄入要少点，而脂肪类占二成即可。以一位50kg体重的糖友为例，每天摄入总热量为6278.8kJ，其各营养素分配如下：

3139.4kJ淀粉：淀粉主要指碳水化合物，即每天食用150~200g米饭。主食宜粗不宜细，尽量少吃精制食品，选择多种粗杂粮。尽量选择升糖指数（GI）低的食物、膳食纤维含量较高的食物，如多品种谷类的混合粗制品等。

2092.9kJ蛋白质：相当于每天摄入125g左右的肉类。尽量补充一些优质蛋白，如鱼、禽、蛋、奶等，而且要荤素搭配，含植物蛋白的大豆类及制品与动物蛋白的比例大概为1∶1较好。

1046.5kJ脂肪：相当于每天摄入25g左右的油。尽量不选动物脂肪及反式脂肪酸，前者如动物油、全脂奶等，后者如人造黄油、植物油等。可选择调和油、茶油、菜油等。此外，含胆固醇丰富的食物也不宜多吃，如鱼子、虾子、动物内脏等。

除了三大营养素外，维生素和微量元素的摄入，可以从吃不同颜色的食物中补充。水的摄入也要量出为入，如果有肾功能不好的糖友，摄水量也要根据实际情况酌情减少。

若要吃水果，也要将主食减量，建议糖友选择不太甜的水果，可以在两餐之间吃25~50g水果。水果的成熟度越熟，升糖指数越高，如熟西瓜大于生西瓜的升糖指数；水分越少、放置时间越长，升糖指数越高，如干鲜果脯大于新鲜水果。在选择水果时，首选樱桃、李子、柚、苹果、梨、柑等，其次是猕猴桃、桃等，再其次是葡萄和橘子等，尽量少选用龙眼、荔枝、香蕉、葡萄等。

此外，食物的烹调方式也很重要，尽量选择蒸、煮、焖，少用炒、煎、炸等方式。食物的加工程度也有讲究，主食和薯类蒸煮得越透、越烂，升糖指数值就越高，如粥的升糖指数值大于米饭。

糖友一日三餐搭配参考：

正常体重患者的一日三餐（请参考以下食物分量搭配饮食）					
早餐	上午10点加餐	午餐	下午4点加餐	晚餐	睡前
1个鸡蛋 1袋牛奶 2片咸面包	1个水果 （网球大小）	1平碗米饭 1份肉片炒豆角	1个西红柿 1小袋青豆	小半张烙饼 1份鱼汤 炖豆腐	1杯无糖酸奶

肥胖体重患者的一日三餐（请参考以下食物分量搭配饮食）					
早餐	上午10点加餐	午餐	下午4点加餐	晚餐	睡前
1平碗杂粮粥 1小碟蔬菜 1个鸡蛋	1根黄瓜	1平碗米饭 1份青菜炒肉	1个西红柿	10个蔬菜饺 1份清蒸鱼	1袋低脂奶

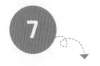

这样运动可降糖，你做对了吗？

众所周知，治疗糖尿病其中运动起着至关重要的作用。不少糖友也深知运动的重要性，于是也自觉地"动起来"。但有些糖友发现，自己明明有积极运动，但为什么看不见成效呢？对此，我们提示广大糖友，合理有效的运动有助于改善胰岛功能，帮助控制血糖，但不恰当的运动，却给疾病带来"负担"。糖友运动，应遵循"循序渐进，持之以恒，因人而异"的原则。

运动要遵循"三五七"原则

运动有助于降糖，然而每个人的运动量是不一样的，但总的来说要遵循"三五七"原则。"三"指的是每次运动至少30分钟，但不要超过1小时，每隔30分钟要休息一下；"五"指每周至少运动5次，停止运动间隔不要超过两天（即不要三天打鱼两天晒网）；"七"指每次运动的强度，运动时脉搏最好达到170－年龄的数值（假设60岁，那么运动时达到脉搏110次/min是比较合适的强度），或者身体有微微出汗的感觉。

需要注意的是，有些情况下是不适宜运动的，例如在血糖大幅度波动期间（发生低血糖或随机血糖在14mmol/L以上）、血压不稳定期间、出现各种并发症的急性期（如心肌梗死、脑梗死、急性感染等）。

最佳运动时间：傍晚

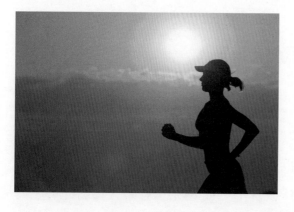

运动降糖，合理挑选运动的时间也很重要。对于糖尿病患者来说，最佳的运动时间是在傍晚时分。因为人体一天当中最好的状态是傍晚（晚餐前或晚餐后），这时人体的心率及血压最平稳，应激能力最好，最不容易在运动时出问题，还能改善全天的血糖谱，调整心肺功能。但中午到晚餐时间隔了6个小时左右，因此晚餐前运动可以提前加一餐，吃一些饼干或水果，这样不容易发生低血糖。

糖友除了可以选择在傍晚时分运动外，三餐后半小时左右也是一个比较适宜运动的时间。因为餐后是血糖的高峰，这时运动有帮助于降低餐后血糖。

最佳方式：甩手臂抬步快走

运动的种类很多，对于糖友而言，可以选择快步走、慢跑、打太极拳等有氧运动，其中快步走是比较好的一种运动方式。然而，快步走并不是散步，需要有正确的姿势才能达到降糖的目的。

正确的快步姿势应该是要抬高腿走，手同时要甩起来，眼睛要平视前方，腰要挺直。抬步走有助于锻炼大腿肌肉，甩手有助于锻炼上臂肌肉，这些大块肌群的有效运动不但能使能量消耗更多，还能改善心肺功能、增加肌肉力量及平衡能力。快步走也要有一定的速度，每分钟在70～80步（最佳为75步）才是比较有效的运动。

注意事项：避免低血糖和运动创伤

运动对于糖友来说是一把双刃剑，若运动不当，也会带来风险。糖友运动，要注意避免低血糖和运动创伤。

避免低血糖：运动前测量一下血糖，若有高血压或心脏病的糖尿病患者，运动前后还要测量一下血压和心率。如果血糖低于6mmol/L，要吃能马上提供能量的淀粉类食物，如包子、饼干等，不建议喝牛奶，吃纯巧克力，因这些食物不能立马提供能量。

其次，运动后1个小时也测量一次血糖，不要运动完之后立刻测血糖，因有些人运动量过大，交感神经兴奋，运动完后血糖就会升高。运动的时候要随身带糖果和饮料，如果运动后血糖低于5mmol/L，可以喝半杯含糖饮料，或吃一颗水果糖，或吃一块苏打饼，还有要随身携带写着病情信息的"救急卡"。需要注意的是，运动完之后喝水也不宜过猛，每隔1小时喝一次，每次喝100mL左右就可以了，或者一小口一小口间断地喝，避免造成肾脏的负担。

预防运动创伤：多数老年糖友有骨质疏松，若运动不当，很容易出现骨折等意外。因此，运动场地的选择也很有讲究，运动的场地不能太滑，应选择有阳光、无风、干净、相对安静的地方运动，尽量避开在树底下运动，因为树底下容易掉东西下来。还有尽量避开有花粉的环境，因为增加了与过敏原的接触。

此外，有些糖友喜欢赤足踩鹅卵石，这是不适宜的。因为糖尿病患者足部神经易受损，患糖尿病足的风险较高，如果走不平的路，尤其是踩鹅卵石，容易损伤足部皮肤从而引发严重问题。同时，建议糖友在运动完后要检查一下脚底，以便及时发现皮肤的病损。另外，运动时要穿合适的袜子和鞋子，应选择容易吸汗的软袜子，尤其不宜穿粗糙袜子，鞋子要有一定的厚度（增加防震功能）。有鸡眼的糖友，最好使用减压鞋垫减少运动时损伤，或者穿着专门定做的适合糖尿病患者的鞋。

胰岛素注射有技巧

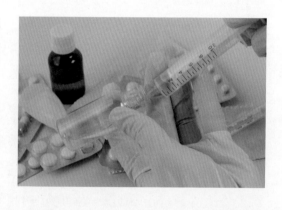

胰岛素是许多糖友的"伴侣"，然而，相当多的糖友还没有学会如何跟这位"伴侣"好好相处，以至于降糖效果大打折扣。糖友要让胰岛素发挥最佳的降糖效果，掌握一定的注射技巧很关键。

注射部位要轮换：有些患者打胰岛素时间长了，发现皮下长了一个包，这多是由于注射部位不正确引起的，如长期注射一个部位。有些胰岛素必须要打在容易吸收的位置，如短效胰岛素，可在餐前15～30分钟前打在脐周。方法：以肚脐为中心一个拳头之内是不打的，一个拳头以外的部位可以任意注射，可以以

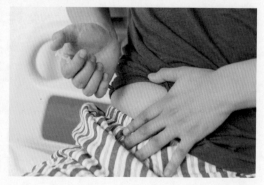

顺时针方向轮流注射，下一个注射点与上一个注射点间隔一个手指距离（2～3cm）。

如果是长效胰岛素或中效胰岛素，注射的位置不一定在脐周。中效胰岛素最好注射在大腿外侧，而长效胰岛素注射在哪个位置吸收的

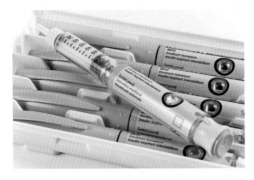

效果都差不多，只需注意不要长期注射一个部位即可。

换针头减少疼痛：胰岛素针头的使用最好是一次性的，一来可以减少疼痛，二者可以避免感染，减少皮肤局部过敏和长硬结的风险。另外，尽量选择直径小、不太长的针头，这类针头注射时不会深入皮下。注射时力度要轻柔，不要飞针，可以展开肚皮，垂直进针。消瘦型糖友如果打大腿外侧，要把皮肤稍微捏起，垂直进针。如果打在手的三角肌下缘，可以45°角进针。

注射前用酒精消毒皮肤：注射前不建议消毒胰岛素针头，因为消

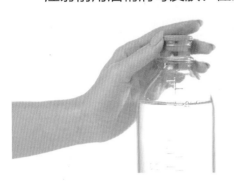

毒后针头会沾上酒精，使得胰岛素的疗效下降。糖友在注射前，正确的消毒办法是只消毒皮肤，并且是用酒精消毒，不建议用碘酒消毒。

胰岛素需回暖后再注射。多数患者习惯把胰岛素放在冰箱保鲜的位置保存，等注射的时候再取出来。这里要提醒大家的是，如果刚从冰箱拿出来就打的话，由于胰岛素的温度与皮肤温度相差太远的话，可以导致皮肤局部受到刺激而出现过敏现象，久而久之会产生皮肤硬结，并且注射时的疼痛感觉会加重。

注射胰岛素"手震震"，图解正确手法

注射胰岛素时一不小心，就把针头折断了，小半截针头扎进了肚子里怎么也夹不出来。家住武昌的丁婆婆赶紧去医院，没想到针头竟然在她肚子里"乱窜"起来。"这是由于注射手法不正确导致的。"接诊她的急诊科刘医生说。糖尿病的发病率在不断上升，临床上经常出现不规范注射行为导致的严重后果。

自我注射经常出现的问题有：不注意每次更换针头、不注重消毒、没有正确轮换注射部位、剂量不准确、胰岛素保存不当和过期使用等。这会让患者出现疼痛、出血、感染、血糖控制不佳等诸多问题。在此要提醒自行注射的糖尿病患者，一定要规范操作。那么我们应该从那些方面做到规范操作呢？

第一步：确认是否捏皮

注射胰岛素前，应逐一检查相应的注射部位，根据患者的体型、注射部位以及针头的长度，以确定是否需要采用捏皮注射及注射角度。当皮肤表面到肌肉间的推测距离短于针头长度时，捏起皮肤可以使该部位的皮下组织变深，有效提升注射安全性。

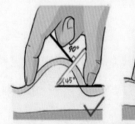
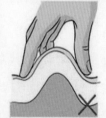

正确方法：用拇指和示指（或加上中指）捏起皮肤　错误方法：用多个手指捏起皮肤，这样可能会捏起肌肉层

捏皮的正确手法是用拇指、示指和中指提起皮肤。如果用整只手来提捏皮肤，有可能将肌肉及皮下组织一同捏起，导致形成错误的肌肉注射。

建议所有患者在起始胰岛素治疗时就应掌握捏皮的正确方法，捏皮时力度不得过大导致皮肤发白或疼痛，不能用整只手来提捏皮肤，避免将肌肉及皮下组织一同提起。

第二步：选择进针角度

为保证将胰岛素注射至皮下组织，在不捏皮的情况下可以45°角进行注射，以增加皮下组织的厚度，降低注射至肌肉层的危险。使用

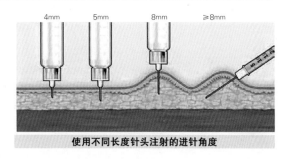

使用不同长度针头注射的进针角度

较短（4mm或5mm）的针头时，大部分患者无须捏起皮肤，并可90°进针。使用较长（≥8mm）的针头时，需要捏皮和/或45°角进针以降低肌肉注射风险。

第三步：针头留置时间

在临床操作中发现，使用胰岛素笔注射拔针后，针头可能会发生漏液的现象，使胰岛素利用度降低，从而影响血糖控制的效果。

建议使用胰岛素笔注射在完全按下拇指按钮后，应至少停留10秒再拔出针头，从而确保药物剂量全部注入体内，同时防止药液渗漏。药物剂量较大时，停留时间有必要超过10秒。

与胰岛素笔不同，注射器内塞推压到位即可拔出，无须在皮下停留10秒。

注射胰岛素时的其他注意事项：

（1）如胰岛素是放置在冰箱中的，注射前30分钟左右把胰岛素放到室温"回暖"。

（2）如注射的胰岛素不是透明的，在注射前需要将它充分混匀。

（3）注射前用手触摸皮肤，如感觉不柔软，应避开该部位。同时应避开有瘀斑的部位。

（4）每次更换针头（一次性使用），完毕后套上针头外帽丢弃。

（5）注射入针时力度轻柔即可，避免飞针。

漏服降糖药，不是全都要补

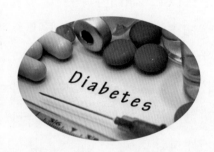

对于糖友而言，服用降糖药是每天的重要"任务"，可有些糖友随着年纪的增长，或者有时事情多起来，忘记服药了，这该怎么办？相信不少糖友都有过漏服降糖药的经历，这时有些糖友一想起漏服药了，就赶紧补，可这种做法真的有效吗？

漏服降糖药，有的要补有的不要补，关键要看药物的类型和漏服的时间。

短效降糖药漏服，半小时内可补

如果漏服降糖药，可以引起血糖波动，或导致血糖居高不下。然而，漏服降糖药也不是想补就可以补的。漏服降糖药随便补服，很容易引起低血糖甚至严重低血糖，而糖尿病患者发生哪怕一次严重低血糖，比血糖升高的危害都要大得多。

到底哪些要补，这取决于服的是哪些药和漏服的时间。

首先，某些长效的促进胰岛素分泌的降糖药，是必须餐前半小时左右吃，才能达到促进胰岛素分泌来同步降低餐后高血糖的目的，如果餐前漏服不要在餐后补服，否则极易引起下一顿饭前的低血糖。尤其注意的是有一些中成药，其中含有较强降糖作用的降糖西药，也是需要餐前服用的，若餐前忘记服用就不需要补了。

其次，对于某些短效的降糖药（例如糖苷酶抑制剂、格列奈类），若在餐前忘记服用，在吃饭的过程中还是可以补的，如果是餐后，已经吃完饭了，就不要补服了，因为食物在饭后半小时左右可能已经消化吸收达到高峰，血糖此时也可能已达高峰，这个时候补服对降低餐后高血糖作用减弱，若再服就会有低血糖的风险。

此外，如果是一天吃一次的促胰岛素分泌的降糖药在早餐前漏服，中午想起来可以补，晚上想起来就最好别补了，特别是睡觉前，补服易引起夜间低血糖；如果要外出或运动前发现，也不用补服。当然，对于某些只是每天一次，不限服药时间，只要每天在固定时间服用的药物，忘记服药的话，可以在当天补服。

提醒：老年糖友尽量选择短效降糖药

对于65岁以上的糖友，由于年龄大了，器官功能会有生理性的衰退，肝功能和肾功能也不例外，其中肝脏是药物代谢的地方，药物的排泄则多数需要肾脏来完成，如果肝肾功能不好，就会影响药物的排泄和代谢。此外，老年糖友的高血糖特点往往是餐后更高，这与老年人餐后胰岛素分泌速度不及时以及因为牙齿不好喜欢吃软的食物（如粥、粉、面）有关，这些食物容易吸收，就会造成餐后血糖升高的速度更快。因此，老年糖友应尽量选用起效快、排泄快的短效降糖药，一方面有利于改善餐后胰岛素分泌延迟的情况，另一方面也避免了由于肾功能衰退导致的药物排泄减少导致体内积聚的担忧。同时，尽量选用肾脏排泄少的降糖药物，最好还有作用温和、对器官有保护作用的药物，如糖苷酶抑制剂、格列奈类、肠促胰素类降糖药物等。

夏天人体能量消耗增多，食欲相对减少，血糖就会低一点，因此要及时调整降糖药分量。对于降糖药的调整，首先要检测自己的血糖值，对比血糖值控制目标来调整。一般而言，老年糖友血糖控制的目标可以更宽松一些，空腹血糖值在7.5mmol/L以下、餐后在12mmol/L以下的就可以了，以避免低血糖出现。当然，对于部分老年糖友，如果肝肾功能正常、能经常进行血糖监测、身体没有其他慢性病的话，在不发生低血糖的前提下，可以将血糖控制目标放在接近正常范围。

糖妈妈①能哺乳宝宝吗？

无论是妊娠期间的女性糖尿病患者，还是产后需要哺乳宝宝的女糖尿病患者，她们都是一个特殊的存在——脆弱却又担负着对生命的

---

① 糖妈妈：指妊娠期间和产后需要哺乳宝宝的女性糖尿病患者。

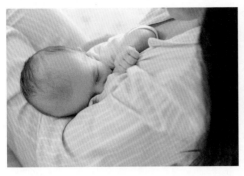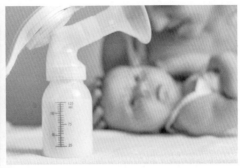

孕育责任。但是，即便千小心、万注意地生下了小宝宝，作为糖妈妈，她是否可以哺乳自己的宝宝？糖妈妈的乳汁对宝宝有没有影响呢？

能分娩的妈妈就能哺乳宝宝

母乳对刚出生的孩子来说是非常重要的，母乳不仅最适于婴儿消化吸收，而且里面含有对婴儿有益的抗体，这些抗体婴儿在出生后最初6个月内自己不能合成，因此母乳可以提高婴儿的抵抗力，使他们免遭一些病毒和细菌的侵害。

关于糖妈妈是否可以自己哺乳宝宝？一般情况下，能够分娩的妈妈就能够哺乳，糖尿病患者也不例外。具体来讲我们可以这样理解，新妈妈在哺乳时患有糖尿病，我们可以分两种情况来分析：第一种情况是孕期发现糖尿病，也就是妊娠糖尿病。为了安全地生下宝宝，她在孕期应该会服药或注射胰岛素控制糖尿病病情，我们都知道，有一部分糖尿病患者产后的病情会比妊娠期有好转，所以怀孕时吃的药或打的针，会在其生下孩子后，随着病情的改变而有所调整，可能不再需要服任何降糖药及注射胰岛素。另外，在妊娠期间准糖妈妈被允许服用的药物对孩子没有影响的话，那她产后服用的药物量就更少了，那它对其哺乳就更没什么影响了。

服用某些降糖药的糖妈妈哺乳需注意预防宝宝低血糖

第二种情况就是，孕妇原本就有糖尿病，也即糖尿病合并妊娠。那么她在怀孕的过程中为了更好地控制糖尿病病情，医生会增加她的胰岛素或者降糖药，这种情况下医生在开药时会考虑所用降糖药物会不会经过胎盘？会选一些相对安全的药物或胰岛素给孕期糖妈妈，等到产后哺乳宝宝时，用药量也会随着宝宝的出生、糖妈妈病情的减轻而减少，所以说，孕期所用降糖药物如果对宝宝没什么影响的话，那产后哺乳时的影响也就更小了。

对于是否建议服降糖药的糖妈妈自己哺乳宝宝？我们说，之所以不建议糖尿病妈妈自己哺乳宝宝，主要是考虑到某些降糖药可能存在有导致低血糖的问题。尤其是能促进体内胰岛素分泌的降糖药如磺脲类及格列奈类，尽管许多研究并未证实这些药物会通过乳汁排泄，甚至国外已有研究证实乳汁中几乎未能检测出格列苯脲及格列吡嗪这些降糖药，为了安全起见，我们还是不会推荐服降糖药的糖妈妈哺乳，以避免宝宝发生低血糖可能。当然，如果糖妈妈非要哺乳不可，我们会建议在服药后至少2小时再哺乳，或者哺乳后再服药。

打胰岛素，这些必须懂

近年来糖尿病患者逐渐增多，而糖尿病是一个需要终身管理的慢性疾病，要管理好血糖，就少不了胰岛素的帮忙。然而，在胰岛素广泛应用于糖尿病治疗的同时，如何安全用药及安全储存等细节问题却没有得到应有的重视，使得治疗效果不尽如人意。那么，糖尿病患者该如何与这个"亲密伙伴"相处，更好地控制好血糖呢？

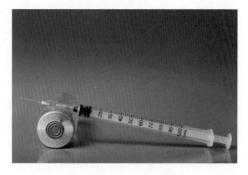

四类胰岛素，使用各不同

胰岛素是一种生理性激素，糖尿病患者之所以需要胰岛素，是因为体内缺乏胰岛素，通过补充胰岛素从而达到控制血糖的目的。目前根据胰岛素作用持续时间主要分为四大类，分别为长效胰岛素、中效胰岛素、短效胰岛素，还有预混胰岛素。

长效胰岛素：长效胰岛素又称为基础胰岛素，注射后能在24小时内持续释放药量，因此能控制一整天的血糖，其没有药物浓度的峰值，因此不容易出现低血糖的风险。

中效胰岛素：中效胰岛素能控制半天左右的血糖值，要饭前1个小时打，胰岛素起效不够快。如果用来控制空腹血糖，要睡前打，1天基本打两次才能控制全天血糖。

短效胰岛素：短效胰岛素又称为餐时胰岛素，打1次只能降1餐的血糖。打短效胰岛素不能马上吃东西，因为短效胰岛素有峰值，因此短效胰岛素要在餐前半小时注射。在此基础上改良的品种称为超短效胰岛素，起效非常快，注射后可以马上吃东西，因此近年来短效胰岛素多数被超短效胰岛素代替用来控制餐后血糖。

预混胰岛素：中短效混合的胰岛素，打1次既管半天的血糖又管1餐的血糖。

有些糖友会疑惑，胰岛素的种类多，到底哪种适合自己呢？

糖友选用胰岛素，要根据体内胰岛功能的情况来决定。如果是胰岛素功能开始不好了，胰岛素分泌不足的时候，建议使用长效胰岛素，每天只打1次，不影响白天外出及工作。但是到了后期的糖尿病，胰岛功能变得更差时，可能需要配合短效胰岛素来控制餐后血糖，这样就需要每天打更多的次数了。

使用胰岛素，必须掌握三要点

胰岛素是糖友的"亲密伙伴"，但很多糖友仍对胰岛素的使用不熟悉，一些错误的注射方法使得其降糖效果大打折扣。糖友要使用好胰岛素这一降糖利器，以下几点必须要懂。

注射部位要轮换：注射胰岛素的部位很有讲究，建议打在肚皮处，因为肚皮皮下脂肪多，不易打到肌肉，不会疼痛，而且吸收稳定。方法：用一个拳头放在肚脐上面，拳头以内的部分不注射，拳头以外的肚脐周围均可注射，注射之前要用酒精消毒注射的部位（不能用碘酒），垂直轻轻打进入，打完后10秒左右再拔针头，注射后不要按压注射部位（按压的话胰岛素的吸收会加快）。

需要注意的是，1个月内最好不要重复打同一个位置，可以以拳头为中心，由内向外画圈注射，腰部后面就不要打了，每次注射的部位要至少距离上一个位置1个手指的距离，针头不能重复使用。其次，不要在有皮疹、发炎、硬结、有血管的地方打，如果注射部位出现瘀斑，可能是打的力度太重了或扎到皮下毛细血管了或是注射后按压注射部位所致。此外，如果是冷的胰岛素注射进去，皮肤容易有过敏症状，因此，胰岛素从冰箱拿出来后要让它恢复到接近常温。如果注射后皮肤有颗粒或红疹，可以涂抹一些抗过敏的药膏。

餐前餐后血糖差值决定注射量：打胰岛素，除了一些注射注意事项外，胰岛素的用量也是十分讲究的。如果打短效胰岛素的患者，餐后与餐前的血糖差值超过4mmol/L，说明胰岛素的量不够，简单的方法是增加1个单位，再测量餐后的血糖。如果打长效胰岛素，要看空腹血糖，如果空腹血糖值多数超过7mmol/L，提示可能要调整胰岛素的剂量。

此外，打胰岛素不等于不吃降糖药，对于大多数2型糖尿病患者而言，一般是打胰岛素和降糖药双管齐下，才能帮助改善胰岛素的敏感性，从而有效控制好总体血糖。

储存要注意温度：有些糖友会发现，打了胰岛素，但血糖却仍有时"失控"，这时候要注意是否存在胰岛素储存不当的情况。医生介绍，胰岛素的储存应根据季节不同而有所调整，冬季和夏季储存条件是不一样的。一般而言，没有使用过的胰岛素要放在4～8℃的冷藏室储存，如果开封后的胰岛素，可以在30℃以下储存。在冬季，气温在30℃以下，因此开封后的胰岛素就不需要放冰箱了，只需要放在阴暗干燥处即可。如果在夏季，室内外气温高达30℃以上，胰岛素开封后也需要放冰箱储存。

懂这些，糖友中秋过节吃得欢

中秋佳节，各式月饼、零食、水果都是过节必备。面对美食诱惑，一些糖友会露出"吃货"本质，很容易"失控"而造成血糖的波动。而另一些自制力极强的糖友，即使再嘴馋，面对各式美食也只能一忍到底。那么，糖友该怎么做，才能在享受佳节美食的同时又能控制好血糖呢？

其实只要科学搭配，控制好总摄入量，糖友也能享受各种美食。

算好热量，月饼不是"禁忌"

"边吃月饼边赏月"是许多人心目中过中秋的最佳方式。然而，一些糖友认为月饼是"禁忌"，即使过节也不敢饱口福。其实，糖友在血糖稳定的时候，是可以适量吃月饼的，但要注意控制好总的热量和做好饮食的搭配。

一般来讲，不管是什么类型的月饼，都是以淀粉为主要材料的，属于碳水化合物，而且都添加了糖和油，其升糖指数和热量会比单纯淀粉制作的食品高。即使是无糖月饼，虽然没有添加蔗糖而是以代糖取而代之，但由于仍然有淀粉及油，也属于高热量食品。糖友要吃月饼，一定要计算好热量。按一般规格的月饼来算，1/4的月饼相当于半碗米饭的热量。因此，糖友在吃月饼时，应当减去相同分量的米饭，同时也要减去相应的油、蛋白质，来平衡一天总的摄入量。另外，最好在血糖比较平稳的两餐之间来吃月饼，可以在吃月饼之前吃些蔬菜，有利于减少餐后血糖的升高。

糖友在吃月饼时可以适当吃一些瓜果，如冬瓜、黄瓜、西红柿、柚子等低热量食品，可以帮助消化并减少血糖波动。另外，如果合并胃轻瘫（胃动力不足）的糖友，由于他们有胃动力不足的问题，月饼会使得消化吸收过程更复杂，加重胃肠道负担。因此，如果不知道自己是否存在胃动力不足，可以根据自己平时有没有经常"胃胀"来帮助判断，有这种情况的糖友不建议吃月饼。

零食食用要适量

除了月饼外，中秋佳节还有一系列应节食品，如芋头、板栗等，这些应节美食都是含糖分的主食类食物，糖友在选择上也要注意。很多人喜欢在正餐后吃这些美食，这相当于额外增加一餐主食，除了影响血糖还会影响血脂。因此，如果要吃芋头、板栗等食物，应当减去相应的主食分量。

另外，坚果类的零食也是过节聊天必备。瓜子、花生、开心果、核桃等坚果，其主要成分是脂肪酸，属于高热量食物，其热量是米饭的2.5倍。打个比方，如果要吃10g的坚果，就要减去25g（半两）的米饭分量，以控制一天的总摄入量不超标。另外，吃坚果每次的分量也不宜多，如吃核桃每次不超过3颗，带壳葵瓜子不超过25g（一小把）。

水果要挑水分多的

如果糖友病情稳定，可以选择水果的种类有很多，但如果血糖在12mmol/L以上，就不建议吃水果了。选择水果方面，要注意以下几点：含水分越高的水果，相同重量时其热量越低；含水量越少的水果，含糖量越高。因此，尽量选择含水分多的水果，如西瓜。还有颜色较深的水果含营养素更丰富，如火龙果、奇异果等。尽量少吃龙眼、山竹、榴莲、鲜枣等糖分高的水果，更不建议吃果干，如龙眼干、荔枝干等。

另外，如果本身有胃动力问题，避免吃难消化的水果，如柿子等。一些刺激胃部的水果也要少吃，如三华李、香蕉等。不管选择什么水果，吃多了都会造成肠胃负担。另外，糖友要避免饭前吃水果和饭后吃水果，最好在两餐之间吃，吃水果的时候速度应放慢些，感到有饱感时就要停止吃水果。

 中秋过节小贴士

糖友过节，除了要科学选择美食外，还应该注意一些生活细节。

避免过量喝酒：糖友过量喝酒不利控糖。首先，酒的热量是米饭的1.5倍。其次，酒精还可以被直接吸收，过量喝酒容易快速刺激胰岛素分泌而容易造成餐后低血糖。另外，有些降糖药会跟酒精发生协同作用，加重低血糖的发生，同时造成更严重的肝损伤，如双胍、磺脲类药物等。

避免熬夜：糖友在双节期间要尽量保持原有生活规律，以避免由于生物钟紊乱而导致血压、血糖增高，甚至导致失眠等不良后果。

规律运动：在过节期间，糖友更应坚持运动，以抵消多余的热量，运动时间及运动量跟平时的要求一样。

增加血糖监测：增加血糖监测的频率有助于了解在过节时的饮食是否合适。另外，中秋处于季节转换时期，血糖也容易发生波动，血压也一样，因此也要增加血压的监测频率。

14

新春佳节到，你的体重达标了吗？

春节来临时，过节就少不了要吃大餐，玩笑话说："每逢佳节胖三斤"。肥胖对于任何人来说都是一种"伤害"，于糖友而言更是如此。体重的稳定控制是控制血糖和防治糖尿病慢性并发症的重要环节，糖友越接近理想体重，对血糖、血压、血脂的控制也就越好。然而，有调查显示，超过八成的2型糖尿病患者伴有超重或肥胖。因此，糖尿病患者控制

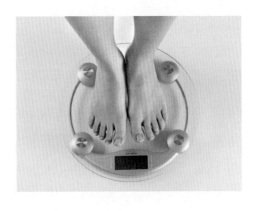

体重很重要，建议糖友在控制体重方面要"斤斤计较"，饮食运动"两手抓"。

消瘦、肥胖都不利于血糖稳定：不少人认为，患了糖尿病后自然会瘦下来，因此也不必刻意控制体重。体重与糖尿病的病情控制有密切关系，对于糖友而言，由于胰岛功能不佳及存在胰岛素抵抗。一方面，血糖升高，人体不能利用葡萄糖转化为能量，就要使用其他东西转化能量，如利用脂肪和蛋白质转化为能量，所以当血糖很高的时候，即使吃很多，身体也会消瘦。另一方面，当人瘦下来之后，胰岛素敏感性会提高，于是体内又可以用葡萄糖转化成能量来提供身体需求了，相应地血糖也会下降。因此，糖友要稳定血糖，一定要积极管理好体重，过瘦或者肥胖都不利于血糖的稳定。

有些糖友不注意体重，超重或肥胖的糖友，由于体内的脂肪过多，会使得体内胰岛素的活性减少，导致胰岛素的抵抗增加，打个比方吧，原来一个单位胰岛素能降4mmol/L的血糖，胖了之后一个胰岛素单位只能降2mmol/L的血糖。一般而言，2型糖尿病患者大多超重或肥胖，而1型糖尿病患者则多偏瘦，前者往往胰岛素抵抗突出、后者胰岛功能不足，如前者把超出的体重降下来，后者把不足的体重补上来，均有助于让血糖趋于平稳。由此可见，对于偏胖及偏瘦的糖友，

均需要注重体重的管理。

胖不胖还要看腰围：过瘦、过胖都不不利血糖控制，不少糖友会问，那么自己的体重到底多少才合适呢？糖友的体重控制在什么范围内才有利于控糖也是因人而异的，但总的来说，可以按照接近理想体重的目的来管理体重。健康体重计算公式是：健康体重（kg）= 身高（cm）- 105。除了理想体重外，还要关注腰围和臀围的比例。我国很多人都是中心性肥胖，即使体重是在理想范围内，但腰围过于粗大，也是不利于血糖的控制的。糖友可以算一算自己的腰臀比，即腰围和臀围的比例（腰围除以臀围），男性不要超过0.9，女性不要超过0.8为宜。

饮食要好"色"，也要"斤斤计较"：糖尿病患者维持理想体重的关键在于保持总体热量摄入和消耗的平衡，而对于超重或肥胖的患者来说，则需要通过减少摄入、增加消耗，达到减轻体重的效果。在体重控制中需要做到以下几点。

（1）吃东西要量出为入。要根据每天的活动量来粗测该摄入多少热量。热量的计算要注意"隐性热量"，如核桃、瓜子、红酒、饮料、调味酱料等，也要算在一天的热量中。

（2）饮食要均衡。最好每天能吃到不同颜色的食物，颜色越丰富越好，营养和纤维素就会较多。如可以在白米饭里搭配红米、黑米，黄色的蔬菜、豆制品等。也可以多选择芹菜等耐嚼的食材，这些食材中膳食纤维含量高，而且耐嚼的特性能减慢进食的速度，增加咀嚼食物的次数有助于降低摄入的食物量。其次要尽量吃加工次数少的食物，如糙米等食物，一些糯米鸡、粽子等加工多次的食物则不利于控糖，少吃精面制的食品如白面包等做工精细的食物，因其升糖指数较高。

（3）三餐要定时。定时饮食可让胰岛素有节律地分泌，如饿的时候胰岛素会增加，从而提醒机体需要进食，如果不进食，下一餐就会过度摄入和吸收，同时使得机体吸收和消化的器官功能混乱，从而导致肥胖。

（4）多做能增加肌肉容量的运动。肌肉是消耗血糖的重要器官，同时肌肉也可以储存糖原以备不时之需，所以肌肉比较发达的人，血糖不容易波动。建议年轻的、心肺功能好的糖友，可以做些锻炼肌肉的运动如平板支撑、哑铃、器械等。

药物因素：有些药物能增加体重，如胰岛素、促胰岛素分泌类药物如磺脲类药物、胰岛素增敏剂等，会在一定程度上增加体重。而二甲双胍、阿卡波糖等降糖药，某些糖友使用后可能会影响胃口或胃肠内环境从而使体重下降。有些降糖药如肠促胰素，则有明确的降体重作用，尤其适用于超重肥胖的糖友。另外，也有一些减重药物能帮助糖友减轻一定程度的体重，从而达到血糖及体重的更理想数值。因此，如果超重肥胖的糖友在治疗过程中通过自身努力体重实在难以控制，建议在医生的指导下调整降糖药甚至使用一些减重药物。对于达到严重肥胖程度的糖友，合适的话，甚至可以通过微创手术的方式减少多余的体重，从而达到防治糖尿病的目的。

总之，糖友控制体重要循序渐进，一个月内体重的上下浮动不要超过2kg，如果有短期体重显著增加的情况，要注意是否有水肿等问题。

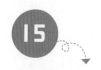

糖友的春节饮食建议

每到春节，糖友们总有困惑，到底该怎么吃才能开开心心过年，又不会造成血糖波动及由此引发的一系列问题呢？在这里，糖尿病专家有以下建议：

最重要的是心态，建议以"平常心"过年——把节日的观念淡化，身体健康的话，每天都是节日。

控制总的食量与平时差不多

面对丰盛的节日大餐，我们提倡糖友应控制饮食，而不是限制饮食。在控制总热量的前提下，可搭配多种食物，并且尽量使食物种类多样化。对于平日饮食比较注意的糖友而言，应保证饮食总量（尤其是热量）与节前一致。

选择适当的食物

糖友应选少油少盐且清淡的食品。切不可大鱼大肉，夹菜时尽可能沥干汤汁。油炸食物去皮后再吃，像鸭皮、鸡皮、肥肉等油脂高的食物，建议剔除。加糖烹调的食物不要多吃（像糖醋、蜜汁等）。对于浓汤、勾芡以及汤中的碎肉，应该避免食用。

不喝老火靓汤，虽然美味，但是盐、油脂和嘌呤都超标。

无糖糕点也不能多吃，如果吃的话最好与主食等量替换。

尽量少吃花生、瓜子、开心果、核桃等零食，这些不仅容易引起血糖升高，盐和油脂的含量也高。

结构合理，营养均衡

每天150~250g主食（视每天能量消耗而定），适当增加粗粮比例，如黑米、黄米、糙米等。每天至少500g蔬菜，尤其是叶子菜；蛋白质以优质蛋白质为主，如鱼肉、鸡肉、猪瘦肉、鸡蛋、低脂牛奶等。

不可自行增加药量

春节期间吃多了，是否可以自行增加降糖药量呢？最好不要。因为这样做不一定能更好地控制血糖，而且低血糖的风险则有增加的可能，同时药物副作用也有增加的可能，所以应该在医生指导下调整药量。

适当进食水果

血糖控制较好的朋友，可适当在两餐间添加含糖量较低的水果。推荐橙子、柚子、柠檬、李子、杏、菠萝、草莓、樱桃等，但不可多吃。

饮食作息规律

节日期间生活规律易被打破，容易造成糖友们血糖波动幅度增大。建议要保持良好的饮食及作息规律，按时吃药、打针及吃饭。尽量避免熬夜，保持充足的睡眠及良好的心情。切忌过度劳累，伴有高血压和心脏病的糖友尤其要避免较大的情绪波动，仍应定时测量血压及血糖并做好记录，如遇到自己不会处理的异常血压及血糖并有身体不适感，应及时到医院就诊。节日期间可根据自己的具体情况选择合适的娱乐方式，切不可长时间泡在牌桌上。

不宜过量饮酒及吸烟

节日期间亲朋好友重逢，畅谈叙旧之际，切记不可过量饮酒吸烟，以防心脑血管意外及重要器官功能受损。

切忌为了拿个好兆头，停用治疗药物

有些糖友认为过节了，就应停药，否则"兆头不好"，在过去的多个春节期间，有不少糖友从除夕开始停服降糖、降压等药，直到元宵节。结果有些糖友在春节期间出现各种急症而需去医院急救。在这里，再次提醒糖友们，糖尿病是慢性病，虽然到目前为止还没有根治的办法，但是控制它不进展、防治糖尿病各种并发症的发生、发展仍是有行之有效的办法的。

最后，希望糖友在春节期间，享受假日之乐的同时，同样要注意合理饮食、作息有度、按时服药、恰当娱乐，过一个祥和且健康的佳节。

高温天胰岛素该如何保存？

"三伏天"高温天气持续。对于一些需要注射胰岛素的糖尿病患者而言，在酷热的天气里，要懂得胰岛素的保存技巧，若胰岛素保存不当，会让胰岛素失效。

胰岛素属于生物制剂，温度太高或太低都会使其活性下降，储存不当会让胰岛素失效。一般而言，如果开封了的胰岛素可以放在室温25℃左右，但要避免日照，最好在1个月内用完。如果没有开封的胰岛素，可以存放于4~8℃的冰箱内（一般是存放鸡蛋那一层）保存两年或按说明书保存。如果天气炎热，还是建议糖友把胰岛素存放在冰箱内，在注射前30分钟左右再把胰岛素从冰箱里拿出来回暖。有些糖友把胰岛素放冷冻室，但冷冻室的温度是0℃以下的，这会使得胰岛素变性失效，拿出来后都变成"白水"了。

糖友要外出旅游，胰岛素的携带也是有讲究的。如果要坐飞机，胰岛素是不能托运的，因为托运是放在行李舱，行李舱的温度过低，同样会使胰岛素失效。因此，要坐飞机的糖友，建议胰岛素随身携带，可把胰岛素装在专门保存胰岛素的袋子里，还可以往袋子里的隔层放一个保温冰袋，这样有利于胰岛素的保质。

另外，为了让胰岛素正常发挥疗效，糖友除了要懂得保存胰岛素外，还要注意不同胰岛素制剂的使用事项，比如中效及预混胰岛素使用前要摇匀，长效及超短效胰岛素是透明的不需要摇匀。

17

学几招，搞定餐后高血糖

每年7月8日所在的一周都是"餐后血糖7.8健康宣传周"，7.8mmol/L是餐后2小时血糖正常值的上限。日前，一份《中国糖尿病饮食地图》（简称《地图》）公布，该《地图》由"血糖地图""主食地图""果蔬地图"和"饮食时间图"4部分组成。数据显示，全国餐后血糖平均值远超过7.8mmol/L这一上限。餐后血糖作为糖尿病患者自我管理的重要指标之一，却仍被大多数患者忽视。那么，糖友们该如何管理好餐后血糖呢？

吃不对，餐后血糖易飙升

餐后血糖默认指餐后两小时的血糖，也就是从进食第一口食物开始算起两个小时后的血糖。虽然《地图》显示全国餐后血糖平均值超过7.8mmol/L，但对于已经有糖尿病的患者，餐后血糖控制的标准是因人而异的，要从糖尿病的分型、年龄、并发症等综合因素评判。判断餐后血糖是否过高，要结合餐前血糖的水平来分析，如果餐前血糖在正常范围，餐后血糖减去餐前血糖的值超过4mmol/L，可以判断是真的餐后血糖过高。如果餐前血糖已经在较高水平，此时的餐后高血糖可能是由于餐前血糖过高导致的"水涨船高"，特别是当餐后血糖值减去餐前血糖值小于4mmol/L时，提示餐后的高血糖是因为空腹血糖高所致。

餐后血糖过高的根本原因是胰岛功能衰退了，包括胰岛素的分泌数量减少或分泌节律紊乱（分泌过慢）了。在这一基础上，再加上糖友的饮食结构或方法不对，最终导致了餐后血糖的飙升。《地图》显示，全国范围内，糖尿病患者的饮食结构仍以碳水化合物为主，占总能量摄入的55.87%，但主食偏好单一，南方好大米，北方爱面食。进食碳水化合物过多或过于精细，这些食物会很快被消化吸收，若胰岛素分泌的量不够或分泌的速度不够快，就会出现餐后高血糖。除了主食单一外，水果的摄入时间不合适，如"饭前果、饭后果"也是造成餐后高血糖的原因。另外，进餐速度过快也可能造成餐后血糖升高。

调整饮食可降餐后血糖

餐后血糖高不利于血糖的平稳。那么，糖友该如何管理好餐后高血糖呢？针对我国大多数糖友的饮食情况，要改善餐后高血糖问题，首先从改变饮食习惯入手。

改变饮食结构：食物不要太精细，最好是选择富含粗纤维，即天然的没有经过精加工的食物，如粗粮、糙米、黑米等。

多选择富含纤维素的叶子蔬菜：蔬菜尽量选择叶子多的，而含碳水化合物较高的蔬菜，如土豆、山药、芋头、藕、南瓜、胡萝卜等可少用，或减少部分主食量而食用。另外，绿叶蔬菜的烹调时间不要太长，如用水烫一下的蔬菜和久煮的蔬菜相比，烫过的蔬菜纤维素要更完整。

选择含糖量低的水果：水果食用量为主食的一半，每天100～150g，尽量选择含糖量低及升糖指数低的水果，比如苹果、木瓜、草莓、柚子、柠檬、杨桃、杨梅、杏、酸梨、白兰瓜、番石榴等。水果可在两次正餐之间（如上午10点，下午3—4点）作为加餐食用，最好不要在餐前或餐后立即吃水果。

放慢进食速度：食物吸收的速度与进食的速度有关，因此要放慢进食的速度。另外，食物不要太单一，可以吃混合餐，即包括蛋白质、脂肪、碳水化合物等在内的食物，这样的话食物吸收和消化的速度也会相应减慢，可以应对餐后胰岛素分泌速度不够快的缺陷。

减少多次加工食物：多次反复烹调的食物，如隔餐饭、粥、面等，吃进去后吸收的速度也较仅加工一次要快。此外，含水分多的食物，如稀粥、软米饭等，要比硬米饭的消化速度更快。因此，糖友烹调食物，最好不要煮太久，食物不宜煮太烂，少喝稀粥。

运动、药物调整，助餐后血糖平稳

经过以上的饮食调整，如果糖友们的餐后血糖还是很高，就提示真的可能是胰岛功能衰退了。胰岛素的量不够，或不能及时分泌来降低餐后血糖的话，就需要通过药物帮助，以及配合运动来降糖。

运动方面，建议糖友在餐后30分钟到1小时运动，可以利用肌肉的运动来消耗热量，帮助降低餐后血糖。运动的种类以有氧运动为主，可选择慢跑、快走、跳舞等，每次运动30分钟左右。

另外，糖友可以在医生的指导下使用一些专门针对降低餐后血糖的药物，这类药物主要有三大类：短效促进胰岛素分泌的药物，在饭前服用可以促进胰岛素分泌，如格列奈类的药物；降低食物吸收速度的药物，如α-糖苷酶抑制剂；改善肠道激素分泌来降低餐后血糖的药物，如DPP-4抑制剂等。另外，如果胰岛功能衰退到一定程度，如1型糖尿病或病程长的2型糖尿病患者，可以在餐前注射短效或超短效胰岛素来帮助控制餐后高血糖的情况。

胰岛素"上瘾"是以讹传讹

门诊时，时常可见患者对胰岛素的使用持怀疑态度，一些患者认为使用胰岛素会"上瘾"。究其原因，主要有两个方面：首先，患者混淆了"胰岛素"和"糖皮质激素等激素类药物"的概念。后者尤其是糖皮质激素类药物长期超生理量应用对人体有较大的副作用，可能引起骨质疏松、免疫系统功能受抑制、胃溃疡、内分泌失调等不良反应、严重者可诱发各种细菌、真菌、病毒感染甚至肿瘤的发生。因此，如果患者把"胰岛素"等同于这些激素的话，很容易对胰岛素使用产生抗拒心理。

其次，很多患者都是等到糖尿病晚期才开始使用胰岛素，这时患者可能已经出现各种并发症，而且他们体内的胰岛功能往往已经发展到不同程度的衰竭，这时必须长期补充一定量的胰岛素来满足身体的需要，此时一旦停止或减少胰岛素使用，血糖容易出现反弹进而导致病情恶化。因此，容易形成糖尿病患者使用胰岛素"上瘾"的错觉。

因此，人们往往以讹传讹，导致很多患者形成"打胰岛素会上瘾"的恐惧心理。其实，胰岛素是人体本来就存在的内源性激素，是否需要长期注射胰岛素和患者的胰岛功能或者并发症的严重程度有关。对于大多数患病时间短的2型糖尿病患者以及胰岛功能良好的患者，使用胰岛素并不会造成患者"上瘾"。

大量事实证明，早期适当使用胰岛素对2型糖尿病患者好处更多。以前，胰岛素往往是医生治疗糖尿病最后的武器，等到口服药物都不起作用时，患者才开始接受胰岛素治疗。现在，胰岛素使用的观念相比以前有了很大的改变，尤其在2型糖尿病早期，高血糖的患者短期使用胰岛素强化治疗，可以使患者受损的胰岛功能得到快速的恢复，血糖可以快速下降、保持或接近正常水平，甚至有部分患者的病情可能逆转到糖尿病的前期，此时停掉胰岛素，不需要服降糖药，仅配合健康的生活方式就可以使血糖达到正常水平。对于患病时间较长，胰岛功能越来越差的患者而言，如果在口服降糖药的基础上加上小剂量胰岛素联合应用，不但副作用更小，治疗效果亦会更好。

糖足①防护：每天"五部曲"，一步一足印

相对于治疗的困难重重和昂贵代价，糖尿病足的预防就显得尤为必要。简单来说，控制糖尿病足的发生，重点在于预防，而预防的关键，则在于健康教育。

我们发现，经常参加糖尿病教育和没有接受过糖尿病教育的糖友相比，治疗效果有着明显的差别。糖尿病及糖尿病足的防治，是综合的防治，不仅仅是医生的事，还需要患者自己能配合，管理好自己的健康。从某种意义上说，健康教育本身就是治疗的一部分，不仅医生要重视，患者和家属也要重视。我们建议，糖友家属应该尽可能地

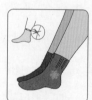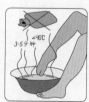

糖尿病足部护理

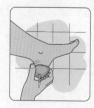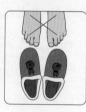

与患者一起参加教育（如参加糖尿病的健康讲座、病友会、观看电视上的保健节目、阅读健康类的报刊等），而不是让患者自己孤军奋战。另外，很多糖尿病患者年纪比较大，护理的重任就落在家属身

---

① 糖足：糖尿病足。

上，如果家属不提高认识，预防和治疗效果就会大打折扣。

糖尿病足的防治不只是脚的事，而是全身的事，要避免"头痛医头，脚痛医脚"的思想。通过饮食调整、体育锻炼、心理调节、睡眠调理等生活习惯改变以及必要的药物治疗，定期进行健康体检，严格控制好血糖、血脂和血压，在这个前提下，再有针对性地注意足部的预防性护理。

那么，预防糖尿病足有哪些具体措施呢？下列是糖尿病足预防护理"五部曲"。为便于糖友及家属记住，具体要求如下：

1. 每天温水浴足

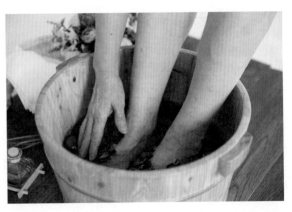

洗脚的水温不宜超过37℃（与体温相当，太热容易烫伤皮肤，太凉又不利于血液循环），最好备一个温度计来测水温，如没有，洗脚前应以手测温。泡脚时间以5～10分钟为宜（刚开始的时候，泡脚的时间可以更短），洗完脚后，要用柔软、吸水性好的干毛巾擦拭干净（注意脚趾缝要擦干），如果毛巾质硬粗糙或者擦拭时用力过重，均易造成足部皮肤不易察觉的创伤。

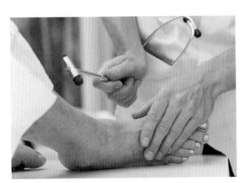

2. 每天检查足部状况

可以借用一个小镜子（放大镜更好），仔细检查双脚，特别是脚趾缝间。注意是否有胼胝（即俗称的"老茧"或"脚垫子"），皮肤角质增生（俗称鸡眼），趾甲过长。如果发现局部皮肤红肿、擦伤、起水疱、磨破等，应及时处理。如出现感染，发生溃疡时，要及时到医院治疗，不可拖延，不可因伤口小、无疼痛不适而掉以轻心。

胼胝的修除应在医生指导下进行，以免损伤正常组织。先用温水洗脚使胼胝软化，然后用木砂纸磨去角化层（最好不用锐器去削割），修除后的表面涂以润滑剂。鸡眼则应请专科医生治疗。

修剪趾甲应在洗脚后进行，此时趾甲软化可避免趾甲劈裂。使用指甲刀应横向直剪，不要斜剪，以免伤及甲沟。切勿将趾甲剪得太短，以免损伤甲沟造成继发感染。

3. 每天涂擦润肤膏

糖友如发生自主神经病变，常有出汗减少、足部皮肤较干燥，特别是足跟部，容易出现皲裂，从而促使溃疡的风险增加，或者继发感染。因此，每天可涂抹羊脂或植物油类润肤霜，反复轻柔地按摩皮肤。糖友如为汗脚，可用医用酒精擦拭脚趾缝间，尽可能保持脚趾缝间皮肤干燥。

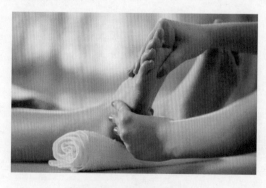

4. 每天做足部按摩

每天早、中、晚按摩足部各1次，每次30分钟。从趾尖向上按摩，动作轻柔。按摩的同时注意足部感觉的变化，如发现异常应及时就诊。

5. 每天做下肢运动

建议采用毕格尔氏运动法，该法分为3部分：①患者躺在床上，双腿上举，与床面呈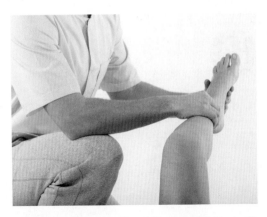
60°～90°，停留至脚尖发生苍
白或局部缺血时（约30秒至2
分钟），将腿放下；②腿垂至
床沿下，直至脚底发热或充血
（2～5分钟）为止，脚趾向上
下左右活动约3分钟至脚部颜
色红润；③平躺于床上，用毛巾包裹热水袋（注意不是直接跟热水袋
接触）温暖脚部，持续5分钟。每天反复约1小时，年高体弱者，应由
他人协助完成。

　　此外，糖尿病患者要时刻注意避免使脚受伤（包括烫伤、冻伤、
挤压伤及外伤）的因素。比如，患者要避免直接使用电热水袋、电热
毯、火炉和理疗仪给足部取暖，以免烫伤。买新鞋子的时候，尽量下
午去买，挑圆头鞋，务必减少新鞋子对脚的压迫及伤害。

　　避免赤脚走路，即使在室内或地毯上走路也应该穿鞋。注意选择
柔软宽松的布鞋，袜子不宜过紧，每次穿鞋时要注意检查鞋内是否有
沙粒、异物及凸起的感觉。

　　尽量避免长时间两腿交叉而坐以及蹲着，以免压迫下肢血管，影
响下肢血液循环。长期卧床的糖友，由于足后跟长期与床接触受压，
容易导致血液循环障碍而出现溃疡，故应注意变换脚的位置，也可加
用柔软的足垫保护。

1型"老糖友"的自我"修炼"诀窍：测血糖、宽指标、重体检

70岁的刘婆婆患有1型糖尿病几十年了，一直以来使用胰岛素治疗，血糖控制得还可以，可最近刘婆婆接连遭遇了几次低血糖的"惊魂时刻"，吓得刘婆婆都不敢打胰岛素了。对此，我们提醒，对于1型"老糖友"而言，由于糖尿病的病程长，对胰岛素治疗的反应可能更极端，在血糖管理方面要更避免出现低血糖。

1型"老糖友"易患"脆性糖尿病"

生活中，不少1型老糖友都存在一个误区，认为自己有多年的与"糖"相处经验，常常凭自己的感觉"知晓"血糖，而不主动地监测血糖。其实，对于1型老糖友而言，更应该加强血糖的监测，这是因为1型的老年糖友的病情往往会更特殊，下面是他们在病情方面的特点。

胰岛功能更差：胰岛功能差首先表现为血糖波动大，其次是对胰岛素的治疗反应更敏感，例如，这类患者哪怕只增加1个单位的胰岛素，就可能会引发严重低血糖，或者只是减1个单位胰岛素，血糖值又会变得很高，这种情况在医学上称为"脆性糖尿病"。

重要器官功能易衰竭，多伴有糖尿病并发症：对于1型老年糖友而言，其重要器官（心、肺、肾、脑等）的功能也因常年承受着"甜

蜜"的负担而出现问题。此外，随着糖尿病病程的延长，其并发症的发生概率也大大增加。

不耐受低血糖：不耐受低血糖表现在两个方面，一方面是这类患者发生低血糖时后果更严重；另一方面是出现低血糖时的血糖数值更高，如常人的血糖值在3mmol/L以下才会出现低血糖，这里患者可能血糖值在5mmol/L左右就会有低血糖的反应。

三要点防住"低老虎"

对于1型老糖友而言，控制病情，首先要预防低血糖的出现，因为一旦发生低血糖，可能引发脑梗死、心肌梗死、失明、肾功能衰竭、低血糖休克、严重的心律失常等严重问题。因此，1型老糖友们可从以下方面入手避免"低老虎"的出现。

1. 定期监控胰岛功能

一旦发现胰岛功能有变差的趋势，要尽早干预，如可以使用提升胰岛功能的药物（这类药物能促使胰岛细胞新生，从而提升胰岛功能）。因为胰腺功能是看不到摸不着

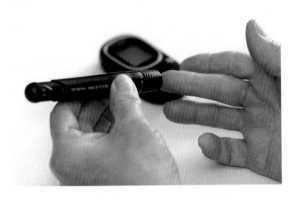

的，但是能通过抽血检查发现，因此，糖友们应定期进行体检。

2. 血糖值要更宽松

1型老糖友应根据具体年龄和器官等情况来决定血糖值的目标，如糖化目标值可以接受范围在7.5mmol/L之内；正常人空腹血糖是小于6mmol/L，1型糖尿病患者可以小于8mmol/L或9mmol/L，餐后血糖可以

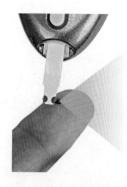

小于12mmol/L或者14mmol/L，以不发生酮症为底线。另外，这类患者最好能自备一张救治卡，卡上面记录最基本的疾病信息，外出时随身带上水果糖，一旦发生低血糖，可以立刻吃一颗糖缓解病情（一颗水果糖含糖量不多，不会造成血糖很高，但可以一定程度缓解低血糖）。

3. 定期体检

老糖友要了解自己重要器官的情况，应定期进行检查，如抽血了解肝肾功能的情况、心电图检查了解心脏情况，血管超声检查动脉情况，如果有记忆力下降等现象，应做CT或MR，及时发现脑血管病变。

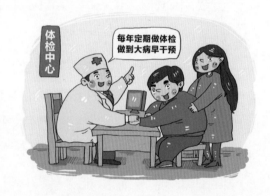

饥饱适度，血糖更稳

1型老糖友要管理好血糖，除了做好以上3点防住"低老虎"外，日常生活中还应注意以下几点。

进餐适度，先肉菜后主食　1型老糖友在饮食方面要特别注意，因为本身血糖波动大，就更不应人为地加大血糖的波动了。应做到每餐吃六七成饱，可在两餐间适当加餐，每天可以吃4～6顿。除了进餐的量要控制好外，进餐的食物顺序也要讲究，应将主食放在肉和菜之后吃，因为主食吸收快，先吃容易造成血糖的飙升。另外，还要特别注意牙齿的保养，很多牙齿不好的患者会喝粥或吃一些易消化的食物，而这些食物往往是升糖指数高的食物。

不要饿着肚子去运动 有些糖友喜欢晨练，一大早不吃早餐就去运动，这很容易诱发低血糖。此外，在打完胰岛素或吃完降糖药后要适当进食，不要让低血糖有机可乘。

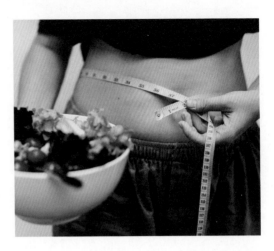

若糖友碰到身体不适，如出现感冒、拉肚子、食欲差等情况，要增加血糖测量的频率，必要时在医生的指导下调整降糖方案。

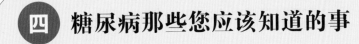

四 糖尿病那些您应该知道的事

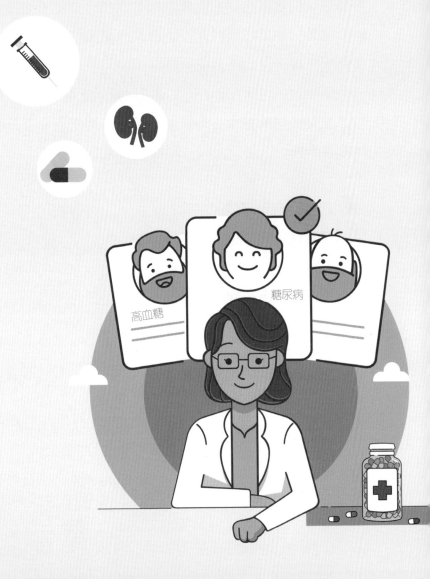

I

您患糖尿病①的风险有多高?

　　虽然我们都知道糖尿病是一种与遗传有关的慢性病，如果家里面有糖尿病的直系亲属那么就意味着自己将来患上糖尿病的风险增加。除此以外，如果还同时存在肥胖、高血压的话，患上糖尿病风险又有多高呢？或者说，高多少呢？

　　下面这些问题有助于让大家更加量化地判断自己患糖尿病的风险。

　　这是美国疾控中心专家亨利·卡恩博士等专家总结出的"糖尿病风险自测题"，帮助大家自测糖尿病风险。

　　您的母亲患有糖尿病吗?

　　回答肯定，得13分。

　　您的父亲患有糖尿病吗?

　　回答肯定，得8分。

　　您患有高血压吗?

　　回答肯定，得11分。

---

① 糖尿病：此节内容所指的糖尿病都是指2型糖尿病，目前只有2型糖尿病是可预测的。

✅ 您的年龄在55～64岁之间吗?

回答肯定，得5分。

✅ 您曾经吸烟吗?

回答肯定，得4分。

✅ 您的腰围有多粗?

男性：腰围不到89cm，得0分；89～93cm，得10分；94～99cm，得20分；99.1～106cm，得26分；107cm以上，得35分。

女性：腰围不到81cm，得0分；81～89cm，得10分；89～96.5cm，得20分；96.5～104cm，得26分；104cm以上，得35分。

✅ 您身高是多少?

男性：身高在170cm以下，得8分；170～175cm，得6分；176～178cm，得3分；超过178cm，得0分。

女性：身高在158cm以下，得8分；158～160cm，得6分；161～164cm，得3分；超过164cm，得0分。

✅ 您安静时的心率是多少?

男性：每分钟68次或以下，得0分；每分钟68次以上，得5分。

女性：每分钟73次或以下，得0分；每分钟73次以上，得5分。

✅ 您的体重为多少?

男性：不足86.2kg，得0分；超过86.2kg，得5分。

女性：不足72.6kg，得0分；超过72.6kg，得5分。

【累计得分及风险预测】

20分及以下：未来10年罹患糖尿病的危险大约为5%。

21～32分：未来10年罹患糖尿病的危险大约为9%。

33～42分：未来10年罹患糖尿病的危险大约为16%。

43～54分：未来10年罹患糖尿病的危险大约为25%。

55分及以上：未来10年罹患糖尿病的危险大约为33%。

糖尿病也会"伪装"，这些症状要留心

说起糖尿病，很多人都知道其典型表现就是有"三多一少"的症状，即多食、多饮、多尿和消瘦，因此当出现"三多一少"的症状时，大多数患者都能及时就诊。然而，据统计，有50%的糖尿病患者发病始终没有出现"三多一少"的症状。很多糖尿病患者可能只表现为一些糖尿病的并发症的相关不适感觉或器官功能下降的症状，由于这些症状没有针对性，因此很容易让患者误以为是其他疾病而忽视了高血糖的"到来"。因此，要防治糖尿病，定期测血糖很关键。

反复感染、皮肤瘙痒要查一查血糖

某些糖尿病症状就没有特异性：常见的有皮肤及外阴瘙痒、视力下降、小便增多（尤其是夜尿多）、手脚麻（针刺样的麻）、皮肤脱屑、心慌、头晕（血糖高导致血液黏稠度高及电解质不平衡）、失眠等，都有可能是高血糖的信号。

以下病例是一些糖尿病较常见的而又容易被忽视的症状，读者要留心。

皮肤瘙痒：40岁的刘先生近几年来老是觉得皮肤瘙痒，还经常长疮，在皮肤科治疗了很长时间，但皮肤还是反复瘙痒，不见好转，最后在医生提醒下检查了血糖，结果空腹血糖值高达10mmol/L以上。当皮肤出现不明原因的瘙痒，特别是老年人，除了考虑是老年性及季节性皮肤瘙痒外，也要排除糖尿病的可能。

视力改变：65岁的张叔平时看报都要戴老花镜，近一个月来视力突然"好转"，不需要戴老花镜都可以看报纸了。这时张叔的女儿认为有不妥，让张叔到医院检查一下血糖，竟高达20mmol/L。医生告知张叔的视力"好转"是因为高血糖导致晶状体发生变形，而感觉眼睛视力"变好了"。

龋齿"层出不穷"：55岁的蔡阿姨近几年老是牙痛，看了好几次口腔科都说是龋齿作祟，烂牙拔了一颗又一颗，但情况却不见好转，最后检查了血糖，才发现难缠的烂牙是高血糖惹的祸。原来，糖尿病的反复感染可表现为在多个部位，如口腔、皮肤、肺部等，特点是反复发作，难以愈合，若出现这些情况，要考虑高血糖的问题。

外阴瘙痒：63岁的张大妈近一年来老是"下面痒"，张大妈以为年纪大了，是老年性的阴道炎作祟，到社区医院治疗了半年却不见好转，遂到医院检查，医生让张大妈查血糖，结果血糖也高得厉害，因此，如有顽固性外阴瘙痒时，也应注意高血糖的可能。

值得注意的是，女性糖友容易出现的症状是阴道感染，因为女性的尿路较短，阴道与尿路只有一墙之隔；而男性糖友则容易出现头晕、血管闭塞、失眠等症状，尤其是吸烟的男性糖友，心血管方面的症状会更为突出。

控制血糖要少喝肉汤

对于初诊的糖尿病患者来说，要控制好血糖，可以首先通过饮食、运动等方法入手。

调整饮食顺序和结构可改善餐后高血糖。餐后血糖高跟饮食的顺序和结构有很大关系，调整饮食可改善餐后血糖状况，如调整饮食的总量或顺序，可先吃蔬菜再吃肉类，最后吃主食。糖友还要尽量少喝汤，尤其是肉汤，因为汤里面有很多油脂，汤喝多了会导致摄入脂肪过多，这些煮久了的脂肪滴体积变小后，容易进入血管并堵塞血管。如果想喝汤又不影响血糖，可以把汤放在餐前1小时喝，并要把汤上面的油脂去掉。

空腹血糖高也要注意胰岛功能衰退的可能，如果出现空腹血糖特别高，则需要重点使用有改善胰岛功能的药物，降糖药如胰岛素增敏剂、肠促胰素等，或补充胰岛素。另外，一些不良的饮食习惯也对空腹血糖有影响，如有吃夜宵习惯的人群，晚餐喝汤（可以使得血糖持续在高水平8～10小时甚至更长时间）或主食吃太多、晚餐时间太迟等，也会影响第二天的空腹血糖。因此，管理空腹血糖，一定要先避免以上的不良饮食习惯。

控制血糖除了在饮食上下功夫外，适当运动也是很好的方法。糖友在餐后半小时到1小时内运动（有出汗及心跳加快感觉为宜），短期运动对餐后血糖有帮助，长期运动对空腹血糖有帮助。

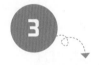

光查空腹血糖，七成糖尿病会漏诊

根据全国最新抽样调查，全国糖尿病患病率已经达到11%，另外还有20%的人糖耐量异常，也就是说每5个中国人中就有1个糖尿病"后备军"。如何尽早防治糖尿病是作为医生和普通民众共同关心的话题。

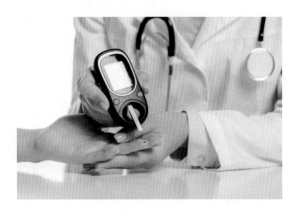

糖尿病患者血糖异常的情况千变万化，目前常用于糖尿病诊断的空腹血糖、餐后血糖和糖耐量试验都有着各自的缺陷，一次检查未必能把隐蔽的糖尿病患者找出来。而动态血糖监测及糖化血红蛋白检测则是发现不典型血糖升高的"法宝"。

空腹血糖不超标，未必不是糖尿病

这是笔者亲身经历的一件事，我母亲60岁那年，有一段时间总是睡不好，喉咙里总有异物感，后来发展到全身都不自在。她自己和家人都以为，可能是更年期综合征的一些症状。不过，作为内分泌科医生，我考虑得多一些：我父亲是糖尿病患者，而糖尿病有"夫妻病"之称。糖尿病患者血糖水平波动大，破坏身体内平衡，也可能会导致出现像我母亲的那些症状。所以我想帮她检查一下是否得了糖尿病。

　　母亲接受了空腹血糖、餐后血糖和葡萄糖耐量试验检查各1次，显示空腹血糖为4.9mmol/L，餐后血糖不超过7mmol/L，糖耐量两小时检查为4.2mmol/L。按照1999年世界卫生组织公布的糖尿病诊断标准，像她这类没有"三多一少"症状的人，这些结果已可排除糖尿病。

　　不过，我又让母亲接受了3天的动态血糖监测——把小匣子状的动态血糖监测仪背在身上，机器的一条导管接到皮肤下，每隔一段时间通过组织液检测血糖水平。

　　得出的血糖曲线图显示，她3天早餐后的血糖值都是在正常范围内。然而，在每天的午餐和晚餐后，图上有两个明显高峰，显示她血糖水平在1天内两次高达16～18mmol/L。正常的人无论饮食情况如何，都不会使血糖水平如此超标。我母亲这样的情况，相当于在两次检查中餐后血糖大于11.1mmol/L，符合世界卫生组织规定的确诊标准，我就是依据这个诊断她为糖尿病的。

仅验空腹"点血糖"漏诊率高

　　为什么空腹血糖、餐后血糖和糖耐量试验三项检查的结果，与动态血糖监测检查的结果会不完全一致呢？那是因为，糖尿病患者并非在任何时候都会血糖超标，而空腹血糖、餐后血糖代表的都是某一个时间点的血糖水平，又称"点血糖"，所以未必凭一次检查就能"捕捉"到血糖异常升高的情况，只凭空腹血糖，糖尿病漏诊率达70%～75%。即使加上餐后血糖，糖尿病的漏诊率也在20%～25%。

　　一般来说，餐后血糖的超标比空腹血糖异常超标要提早5～10年，所以普遍把餐后血糖视为早期发现糖尿病的手段。但是，大多数人早餐吃得简单，午餐和晚餐更丰盛，而体检普遍都安排在早上，对于处于糖尿病前期或者糖尿病状态的人来说，此时体内的血糖水平不一定会超标，所以容易成为"漏网之鱼"。动态血糖监测能更准确地发现餐后血糖的升高。

至于糖耐量试验，则是让检查者服用一定量葡萄糖后，间隔一定时间测定血糖，观察前后血糖浓度的变化，同时借以推知胰岛素分泌情况。医院里的实际操作中，糖耐量试验结果受葡萄糖粉的重量、水的多少和服糖水速度影响。患者在检查前几天必须正常饮食，检查当天服糖后的两小时等待期间不能再吃东西或剧烈运动，女性生理周期、失眠、感冒、天气变化等因素都可能影响此检查。因为受干扰因素比较多，所以几次糖耐量检查的结果不一定相同，未必能准确反映真实情况。

糖化血红蛋白＞6.5%＝糖尿病

已经被确诊糖尿病的"糖友"们一定不会对糖化血红蛋白陌生，这个指标可以反映过去2~3个月的血糖控制的好坏，但在过去一直未把这个指标与诊断糖尿病的作用挂上钩。在近几年的许多实践证明，糖化血红蛋白确实有作为糖尿病诊断标准的价值。在日本，如果糖化血红蛋白水平在6.5%以上，可以诊断为糖尿病，6.0%~6.5%之间属于"高危地带"。在我国，检查糖化血红蛋白的指标值参考以上标准，也是有相同的价值的。

比起空腹血糖、餐后血糖和糖耐量试验这三种检查，糖化血红蛋白的优势在于可反映一段时间内的血糖水平，不受某一次饮食、睡眠等因素影响。同时，糖化血红蛋白检查也具有提前发现糖尿病的优点。

小贴士：

检查血糖最好"双结合"：空腹血糖检查+糖化血红蛋白检查。

糖化血红蛋白检查和动态血糖检查，目前还没有被列入糖尿病的诊断标准项目，从医学的探索来说，已经被写入标准的往往是相对成熟却是陈旧的成果。而用上述两项检查来诊断糖尿病，则是比较前沿的医学成果，或者说，是能高度提示糖尿病的可能的方法。

但是，这两项检查的价格都比传统的糖尿病检查方法要高许多。以一般医院为例，查一次空腹血糖需约10元，一次糖化血红蛋白检查大约80元，而3天的动态血糖检查更需1200元，未必所有人都能接受。如果家中有同吃同住的糖尿病亲属，患糖尿病的概率会比常人高，如果经济能力许可又希望早日发现糖尿病的苗头，可以试试用空腹血糖检查联合糖化血红蛋白检查的方法，准确度比较高，价格也适中。

"标本"问题不能一概而论
——关于糖尿病的"标"与"本"

"标和本"常用于比喻疾病的表现形式和原因。我们所熟知的2型糖尿病，是一个到目前病因尚未明确的慢性的、可能是伴随终身的疾病。2型糖尿病主要表现为慢性高血糖，和

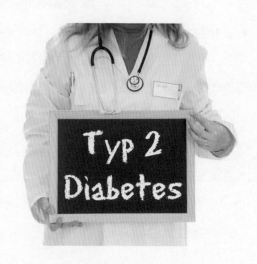

年龄增长、遗传、肥胖、高血脂、不良生活方式等因素有密切联系。在这里，"血糖增高"就是2型糖尿病的"标"，而"年龄增长、遗传、肥胖、高血脂、不良生活方式"等就是"本"。

我们常说"治病求本"，"求本"指的是找出导致疾病的原因，从而达到从源头上切断导致疾病发生发展的目的。在2型糖尿病的种种高危因素中，年龄增长和遗传因素无法人为控制。因此，对于2型糖尿病而言，要"治本"的话就只能从各种高危因素着手，比如减肥、降低血脂、改变不良生活方式等。

在糖耐量异常阶段（2型糖尿病的前期），患者完全可以通过减肥、降低血脂改良生活方式等措施达到"治本"的目的，预防糖尿病的发生。即使是已经发生糖尿病的患者，积极地控制上述危险因素，也可以使疾病的进展速度大大减慢甚至回复到糖尿病早期或正常血糖阶段。相反，如果只是把注意力集中在降低血糖（治标）而忽略了危险因素的控制（治本），糖尿病的病情的恶化是无法阻止的。

当然，"标"和"本"在疾病的不同阶段，它们的角色是会发生变化的，比如对于已经患上糖尿病的人群，他们的治疗目的就不仅仅是控制血糖，更要防止心脑肾等并发症的发生，对于这些并发症而言，"血糖控制"就和上述其他危险因素一样，是"治本"的一个重要环节。

5

感冒伴腹泻症状应及早就医，谨防因病毒感染导致的1型糖尿病

年轻群体容易出现突发糖尿病

　　47岁的高敬（化名）怎么也没想到自己的一场感冒到最后变成了1型糖尿病，需要终身注射胰岛素。在进入春夏更替时节，因为感冒病毒感染引起的糖尿病患者增加，对此，相关内分泌科专家表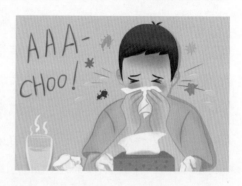

示，1型糖尿病患者中约有10%可能由病毒感染引起，其中就包括感冒病毒，在感冒初期最好能进行简单的血糖检查，及时发现糖尿病。

　　身体一直很好的高敬日前刚开始出现喉咙痛、咳嗽的症状，后来又出现了头晕的症状，经过当地医生诊断，被认为是感冒，于是在打了三瓶点滴后，就自行回家休息了。谁知到了晚上，高敬不但没有好转，还出现了呕吐症状。第二天，高敬到当地医院做了详细的检查，发现身体已经出现酮症酸中毒的表现，被诊断为糖尿病，当时医院使用了胰岛素、开了口服药等相关对症治疗。随后病情没有得到缓解的高敬到广州进一步治疗，发现自己已经错过了最佳的治疗时机，虽然脱离了生命危险，但以后都需要注射胰岛素。

　　"酮症酸中毒是糖尿病严重的急性并发症，提示他的胰岛腺功能95%以上遭到破坏，现在虽然危险期已经过去，血糖基本正常，但是将来很可能终身需要接受胰岛素治疗。"高敬的主治医师陈医生表示，"我们最近接收了4个发病过程类似高敬这样的患者"。病毒感染后糖尿病属于1型糖尿病，约占1型糖尿病的10%，主要由病毒感染引起，发病人群以年轻群体为主，可能与年轻群体更容易被某些病毒侵袭，感染后产生的胰腺炎越严重或者直接破坏的程度越严重，胰岛功能的缺陷就会越严重。年轻群体容易出现突发糖尿病。据陈医生介绍，1型糖尿病的表现为发病急、胰岛功能破坏严重，发病时血液里可以检测到相应的病毒抗体。据悉，如果诊断及时、治疗方法得当，未被破坏的胰岛细胞可以得到较好的保护，血糖的平稳控制会比较容易。由于病毒感染引起的1型糖尿病病症与典型的1型糖尿病病症不同，类似于感冒，所以很容易被误诊。

感冒伴腹泻、头晕、呕吐应查血糖

病毒感染导致的1型糖尿病与环境因素密切相关，常见可能引起1型糖尿病的病毒有肠道病毒、柯萨奇B_4病毒、风疹病毒、水痘病毒、腮腺炎病毒、巨细胞病毒等，它们可能直接破坏胰岛细胞，也可能诱发体内针对胰岛细胞的免疫损伤，引起糖尿病。专家认为，尽管病毒可能引起糖尿病的概率较小，但在感冒初期如果能进行简单的血糖检查，就能及时发现糖尿病。对于预防的方法，由于病毒感染后糖尿病与感冒高发期关系密切，主要侵袭人群是年轻人，后者往往对日常的感冒不够重视。因此，除了要增加防病意识，选择科学合理的生活方式，多吃新鲜水果和蔬菜，多进行身体锻炼以提高抵抗力外还要在观念上别轻视感冒，及早诊断、正确合理和系统的治疗，有助于防止严重并发症的出现。

6

新指南提示：控糖更需个性化

2018年，美国医师协会（ACP）分析了最新临床研究结果后，更新了2型糖尿病治疗指南：以前推荐糖化血红蛋白控制在7%以下（最好6.5%），现有证据发现没有必要，控制在7%~8%就可以了，低于6.5%的患者还要减少降糖药治疗。这一消息让很多糖友感到惊喜，是不是意味着可以放松血糖控制标准呢？

不是的。这一标准的放宽只是提醒我们血糖控制更需个性化对待，糖友们不要擅自调整用药量。

标准放宽为预防低血糖

针对降糖标准，多个权威指南中的数值其实一直以来都略有差异，如美国临床内分泌医师协会指南中糖化血红蛋白目标是6.5%，而美国糖尿病协会指南却是7.0%，中国的权威指南近年来的控制标准

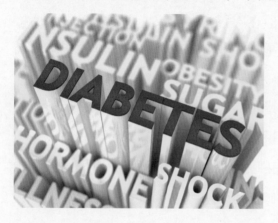

也是7.0%。这些指南的制定都有其道理，这是因为许多证据显示将血糖控制到一定水平将有助于降低血管闭塞等并发症发生的可能，但与此同时，血糖控制越接近正常，也可能就会越增加低血

糖发生的概率。不同的指南提出不同的标准是由于他们的出发点不一样。此次美国医师协会将糖化血红蛋白标准放宽到7%～8%，很重要的原因之一就是为了减少低血糖发生的风险，这一改变更重要的意义在于提醒糖友血糖控制需要个性化对待。

预期寿命不同　控糖目标不同

经常碰到这一现象，糖友们互相交流时会发现：医生对他们的控糖目标不全相同，有些糖友糖化血红蛋白建议控制在7%以下，但有些糖友控制在8%～8.5%就可以了。内分泌专家指出，由于各个糖友的病情、配合程度以及对生活质量的要求等情况不同，所以糖尿病血糖控制更需要个性化。控制目标根据人群、病情、并发症、预期寿命、既往治疗等，分为6个级别：

（1）建议将糖化血红蛋白严格控制在正常范围内的对象：新诊断、年轻、无并发症及伴发疾病，降糖治疗方案无低血糖和体重增加等副作用的人群；无须降糖药物干预者。且能配合严格监测血糖者，具体而言就是遵循"5678"标准：空腹血糖值＜5.6mmol/L，餐后血糖值＜7.8mmol/L。

（2）建议糖化血红蛋白控制标准＜6.5%的人群包括：小于65岁无糖尿病并发症和严重伴发疾病。

（3）建议糖化血红蛋白控制标准＜7.0%的人群包括：小于65岁口服降糖药物不能达标合用或改用胰岛素治疗的人群；大于或等于65岁，治疗方案无低血糖风险，脏器功能良好，预期寿命大于20年。

（4）建议糖化血红蛋白控制标准＜7.5%的人群包括：已有心血管疾病或心血管疾病极高风险人群。

（5）建议糖化血红蛋白控制标准＜8.0%的人群包括：大于或等

于65岁，预期生存期10～20年。

（6）建议糖化血红蛋白控制标准＜8.5%的人群包括：大于或等于65岁或恶性肿瘤预期生存期小于5年；低血糖高危人群；执行治疗方案困难者如精神、智力或视力障碍等；医疗等条件太差；生活不能自理者。

总而言之，糖友究竟合适哪一个血糖控制目标？可以根据自己的实际情况来制定，严格也好、宽松也罢，一切以安全、不影响身体各个脏器的功能为前提。对于血糖控制目标宽松的人群来说，空腹血糖8～10mmol/L，餐后血糖14～16mmol/L水平，也是合适的。

空腹高血糖，小心"苏木杰现象"

80岁的张大爷是个"老糖友"，一向都自觉地注射胰岛素。最近发现晚上的血糖偏高，于是他晚餐减少进食量，还把睡前胰岛素的剂量调高了一些。谁知这么一来，张大爷在晚上睡觉时感到心慌、乏力、头晕、出冷汗，难以入睡。早晨，张大爷赶紧测量一下血糖，吓了一跳，血糖居然很高。

点评：张大爷的血糖不稳可能是"苏木杰现象"的表现，预防的关键是控制好睡前的血糖值。

血糖值如"过山车"

或许很多糖友对"苏木杰现象"感到陌生，但其发病的概率却一点也不小。它是指由于午夜低血糖后导致早晨高血糖的现象。那么，为什么午夜会低血糖，而过后血糖又会飙升呢？

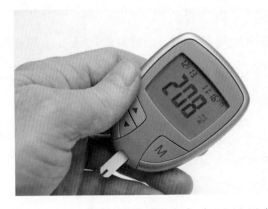

原来，在午夜时分（0—3点），人体内需要的胰岛素量是最低的，若患者在睡前使用胰岛素不合理，就会导致体内在不需要那么多胰岛素的时间里面有过多的胰岛素存在，必然会发生低血糖的症状。而当人体出现低血糖时，身体就会发生保护性反应，通过进行自我调节，促使体内胰高血糖素、生长激素、肾上腺皮质激素及肾上腺素等分泌增加，这时胰岛素会"寡不敌众"，就会导致血糖高。

当人体出现低血糖时，交感神经兴奋，就会有手震、出冷汗、胸闷、气促、做噩梦等症状表现。若糖友本身还患有心脏病，低血糖甚至会诱发心肌梗死、猝死等严重后果。由此可见，午夜低血糖是很危险的。

胰岛功能差更易"中招"

正常情况下，人体有一个维持血糖正常的保护机制，当血糖低于警戒线如低于3.2mmol/L时，正常人就会出现交感神经兴奋的症状如肚子饿、出冷汗、心慌、手抖等反应，促使人主动寻找食物从而让血糖不再继续下降；若血糖继续降低，人体就会进一步出现神经功能异常的症状如反应迟钝、头晕、想睡觉、行为异常等，一般而言，正常人由于有完善的低血糖保护机制，血糖很少会低于2.8mmol/L（差不多到这个水平时，人体的胰岛素分泌几乎停止，而升高血糖的激素会不断增加从而不让血糖继续下降）。对于糖友来说，血糖值低于4mmol/L就是低血糖了，有时尽管血糖值尚在正常范围，但由于血糖下降的速度过快，也会出现类似低血糖的症状。如果糖尿病患者患病时间较长，或者为老年患者，或者1型糖尿病，由于低血糖感知及血糖自我调节的能力差，会更容易出现血糖过低或过高的现象，也就是不会出现像正常人那样的低血糖保护机制。

有以下情况的糖友，需要警惕"苏木杰现象"的发生风险增加：

胰岛功能差的患者，也就是1型糖尿病患者，血糖波动更大，就更容易出现低血糖。

15年以上糖尿病史，或已有基础病如冠心病、脑梗死、肝肾功能不佳的糖友。

高龄糖友（超过75岁）。

糖化血红蛋白接近正常值或小于6%的糖友。

空腹血糖高，增加前一晚的降糖药量后，空腹血糖还是降不下来的糖友。

睡前的血糖在6mmol/L以下，睡觉过程中出现做噩梦、心慌胸闷、气促、出冷汗等不适的糖友。

动态血糖监测可发现"苗头"

像张大爷一样，因为擅自调控药量而带来不良反应的糖友不在少数。胰岛素可以引起很猛的低血糖，任何时刻都不要随意调整胰岛素的使用量。要预防"苏木杰现象"，糖友可在睡前喝杯牛奶、吃块饼干、吃少量的水果，减少半夜出现低血糖的症状。

另外，如果能减少低血糖的发生，糖友就不会出现由于血糖过低造成的应激反应，早上也就不会出现高血糖。因此，控制好睡前的血糖是关键，睡前血糖监测就相当重要了。若是容易发生"苏木杰现象"的糖友，可在医生的指导下，减少前一晚的降糖药药量，减少半夜低血糖的机会，血糖保持平稳了，就不容易在黎明时导致血糖飙升。

需要注意的是，有些糖友发生低血糖了，但却没有任何不适的症状，这种"隐蔽"的低血糖更为凶险。另外，如果低血糖反应反复发作，就会容易出现无症状的低血糖，患者会出现记忆下降、血管性痴呆等类似脑梗死的症状。要避免无症状低血糖带来的风险，糖友必要时可做动态血糖监测，及时发现低血糖的风险。

女性控糖　更要有特色

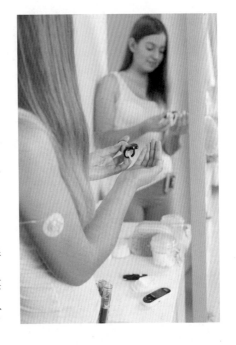

每年的11月14日为国际联盟糖尿病日，2017年的主题是"女性与糖尿病——我们拥有健康未来的权利"。女性在糖尿病的防治中扮演重要角色，她们是养成健康生活方式、改善后代健康和提高生活水平的关键。然而，数据显示，目前全球有近2亿女性糖尿病患者，预计到2040年这一数字将增至3亿以上。患有2型糖尿病的女性罹患冠心病的风险较其他女性高出10倍，糖尿病已成为全球导致女性死亡的第九大原因。那么，女性朋友尤其是中老年女性该如何防治糖尿病呢?

妇科感染性疾病或为早期信号

糖尿病是威胁健康的一大"杀手"，要对抗"糖衣炮弹"的攻击，能早期发现病情很关键。然而，有时候糖尿病会悄悄"潜伏"，待患者出现并发症时才被发现。因此，能早期发现糖尿病的端倪对病情的控制至关重要。对于糖尿病的典型症状，很多人都知道有"三多一少"，即多尿、多饮、多食、消瘦，但对于女性糖尿病患者而言，除了会有这些症状外，还会出现一些不一样的症状。

由于女性特殊的生理结构，一些早期的女性糖尿病患者可能更容易患上妇科感染性疾病，表现为外阴的瘙痒、阴道分泌物增加以及异味等。另外，长期高血糖使患者的免疫功能受损，机体抵抗力下降，容易出现各种感染。对于女性糖友而言，特别容易发生尿路感染，因为尿路短，与肛门只有一墙之隔，大便后如未注意清洁易感染尿路，常常表现为尿频、尿急。有些可能没有相关症状，但尿液检查能发现有细菌。因此，当女性朋友出现以上情况时，最好能检测一下血糖，在定期检查糖尿病病情时，别忘了尿液检查。

女性糖友更易有五大问题

对于糖尿病患者而言，防治并发症是一项艰巨的"任务"。而对于女性糖友来说，在控糖的道路上，更要留心五大问题:

心血管疾病:女性在更年期后，性激素水平下降，雌激素对血管保护的优势没有了，因而女性更容易出现血管问题。此外，女性在更年期后更易肥胖，而肥胖会增加患冠心病的风险。

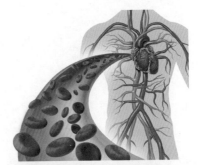

甲状腺疾病：甲状腺疾病是女性常见疾病，对于年轻时就患上糖尿病的女性而言，更应该注意甲状腺功能可能存在的异常。后者常常令到血糖的控制更复杂。

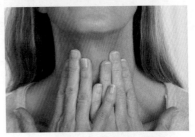

尿路感染：女性生理结构特殊，尿道口与肛门仅一墙之隔，加上糖尿病患者身体抵抗力下降，高血糖状态有利于细菌生长繁殖，易引起尿路感染。

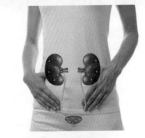

骨质疏松性骨折：女性更年期后，骨质疏松的发病率大大增加，加上糖尿病的助攻，女性糖友更易出现多种矿物质的流失、维生素D的缺乏，从而导致骨质疏松性骨折。

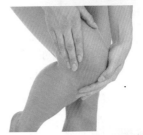

抑郁症：因女性更关注病情、容易胡思乱想，患有糖尿病后心情更容易低落，而让抑郁症有机可乘。

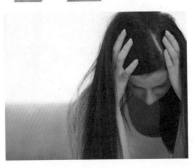

"专属"方案，女性控糖更轻松

女性糖尿病患者有自己的"专属"症状，那么，在控糖的方法上面，也应该有"专属"方法。

平衡膳食，补充多种维生素：女性相对于男性来说，更关注自己，因而会更注重控制饮食，容易走极端，导致营养摄入不足。因此，女性糖友应补充多种维生素、纤维素、蛋白质，平衡饮食。另外，日常要多晒太阳，有助于补充维生素D，预防骨质疏松。

注意感染，防肿瘤：女性糖友要注意外阴、阴道和尿路感染的风险，应定期做好相关的检查。另外，女性糖友要注意乳房、子宫及卵巢的肿瘤问题，因为糖尿病会增加肿瘤的风险，女性糖友要特别注意这些部位的保健。

保持心情愉悦：情绪会影响血糖，还会影响睡眠，造成血糖、血压波动。因此，女性糖友要保持心情平和，保证充分的休息。若心情难以调节，建议糖友寻求心理科医生适当的帮助。

小剂量起始用药：在药物使用方面，因为女性对很多药物的耐受比男性差些，因此要从小剂量开始服药。女性糖友要注意药物的反应，遇到不适要及时找医生调整用药。

保持适当的血糖监测频率：女性糖友更关注血糖控制，因而会过于频繁地监测血糖，这容易导致焦虑。如果降糖方案及饮食、运动等生活节奏稳定，每周测1～2次血糖即可。打长效胰岛素的糖友侧重测空腹血糖，服降糖药可侧重测餐后血糖。如果更换降糖方案或饮食有改变，或病情有变化，可以增加测量血糖的频率，若遇到不适时也要随时测量血糖。

高胰岛素血症→肥胖→糖尿病，是这样吗?

病从口入，过去我们认为是吃了不洁的食物，容易导致的各种疾病。强调食物的卫生安全和进食之前要勤洗手。现在我们认为"病从口入"这个概念要扩大，确切地说可能很

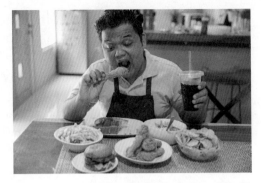

多慢性非传染性疾病都与吃的东西有关，也就是说这些病都可能是"吃出来的"。

吃出来的肥胖导致了高胰岛素血症

肥胖是一种疾病大家慢慢能够接受了，因为世界卫生组织已经把它定义为一种疾病，而且很多疾病与之相关。肥胖也是糖尿病、心血管疾病、各种肿瘤、骨质疏松和多种慢性病的重要危险因素，它的危害仅次于吸烟，已成为当今社会的健康杀手。肥胖已经不是美观问题，是严重的健康问题。

今天我们抛开那些能够找到明确病因的肥胖，仅来谈谈单纯性肥胖、胰岛素、糖尿病之间是否存在什么内在的联系。

肥胖是一种疾病，其实肥胖只是表面的问题，更深层的问题是高胰岛素血症（即胰岛素抵抗）。

高胰岛素血症和肥胖是什么关系呢？谁是因、谁是果？过去总认为是肥胖导致胰岛素抵抗、进而胰岛素水平升高。但笔者个人可能更愿意接受下面的观点，即高胰岛素血症是肥胖的根源。

为了生存，我们每天都要摄入食物。人们每天所摄入的碳水化合物、蛋白质、脂肪等营养素，经过消化系统的消化吸收，在体内转化为葡萄糖。当血糖升高时，胰岛的 β 细胞开始分泌胰岛素，将血糖降到正常水平。胰岛素就像一把开启房门的钥匙，胰岛素受体就是门锁，而细胞膜就像一扇大门。当胰岛素与受体结合后，等于把葡萄糖经过细胞膜的门打开了，从肠道吸收的葡萄糖进入血液并从细胞外转移到细胞内。葡萄糖在细胞内经过一系列代谢，其中主要在细胞线粒体内代谢后转化为能量，供全身细胞使用。如果进食过多，产生的葡萄糖就增多，机体可以把过多的葡萄糖在肝脏和肌肉中以糖原的形式储存起来，以便不时之需。如果肌肉和肝脏储存满了，过量的葡萄糖就可以转化为脂肪储存在脂肪细胞中，这样人的体重就会增加，就会变胖。

那么胰岛素是怎么产生的呢？

我们知道胰岛素产生与食物的刺激密切相关：

（1）在缺少食物刺激时游离脂肪酸对胰岛素分泌也具有调节作用。

（2）无论是外源性还是脂肪分解产生的内源性脂肪酸，都是胰岛素正常分泌的必要因素。

（3）迅速增加的脂肪酸可以增加葡萄糖刺激的胰岛素分泌。

（4）血液中脂肪酸的慢性增加，可通过相同的原理增加胰岛素的基础分泌，促进肥胖并降低对葡萄糖刺激的反应。

（5）自由基的增多，特别是活性氧族（ROS）对胰岛素分泌也有重要的调节作用。由于环境的变化，水资源、土壤、大气的污染，化肥、农药、植物动物抗生素的广泛使用等因素的影响，使当今食物的营养成分也发生了很大的变化，一些食物添加剂，如防腐剂、乳化剂，以及人工甜味剂（糖精）等都有可能在食物的氧化过程中产生过多的自由基。ROS对胰岛素分泌至关重要，如果没有ROS，β细胞不能分泌胰岛素，而过多的ROS也可能杀死β细胞。因此，ROS是一把双刃剑，少量的ROS可作为信号传导，对胰岛素分泌有益而大量的ROS是有害的。

总之，高胰岛素血症是肥胖、糖尿病的重要始动因子。在高胰岛素血症→胰岛素抵抗→肥胖→糖尿病的进展过程中，胰岛素分泌增多是个节点。胰岛素的分泌增多可能受很多内外环境（如饮食因素）和遗传的影响，从这个角度来说，从源头上治疗糖尿病，最好的办法是逆转肥胖，也就是改善高胰岛素血症。

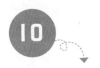

数一数，那些看似"靠谱"的谣言

正所谓"久病成医"，在糖尿病治疗方面，很多糖友摸索着自己的经验，对于网络上流传的一些预防、治疗、保健方法也有自己的辨别方法。但是，仍有不少谣言包裹着科学的外衣，乍一看上去非常靠谱，让糖友真假难辨。

谣言：只吃粗粮不吃细粮

由于粗粮不容易导致血糖波动，更有益于血糖的稳定，所以医生以及各大媒体报道都提倡糖友多吃粗粮，但这并不意味着糖友应该只吃粗粮。如果糖友长期只吃粗粮，不仅

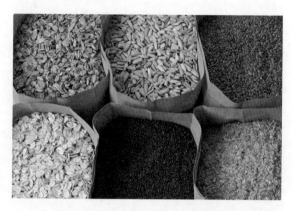

会使牙齿不好的老年人难受，还会加重胃肠的负担，更可能影响某些营养素的吸收，从而造成营养不良，反而会对病情造成不利影响。糖友饮食结构应该与健康人的饮食习惯保持一致，但由于普通大众越来越倾向于吃细粮，所以我们提倡糖友多吃粗粮，其核心仍然是强调粗细搭配（1∶1的比例比较合适）。

谣言：胰岛素能不打就不打

很多糖友认为打胰岛素就代表着"病情严重"，并对其避之如虎。实际上，糖尿病的严重与否与是否接受胰岛素治疗并无直接关联，不论是早期还是晚期，只要身体缺乏胰岛素，就应该打。

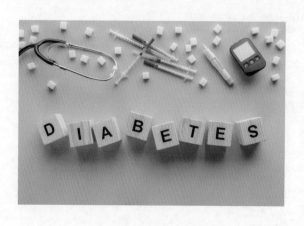

使用胰岛素只是糖尿病治疗手段之一，吃药并不能代替胰岛素治疗。如果病情需要补充胰岛素，

而患者没有及时补充的话，即使吃药也不能达到治疗目的，甚至让并发症提前到来，所以该打的时候就应该打。且有些糖友如能够在患病早期及时补充胰岛素，哪怕只是短期使用，也会阻止胰岛功能的进一步减退，减缓糖尿病进程，甚至让糖尿病停留在早期。

此外，不少糖友认为胰岛素打了就撤不掉了，会成瘾。实际上，所谓成瘾，指的是对如烟草、酒精、毒品等人体不需要的物质的依赖，而胰岛素本身就是人体所必需的物质，当体内胰岛素不够时，就应该补充，不存在成瘾的说法。

谣言：新糖友不要急着吃药

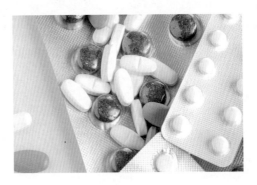

正如高血压病、高胆固醇病、高尿酸症早期可以通过调整生活方式逆转，很多糖友认为糖尿病也可以，所以很多新糖友讳疾忌医，逃避用药。新糖友的胰岛功能衰退往往不严重，只是某些因素使得其血糖升高，如果此时可以尽快改善，减轻血糖升高对胰岛功能产生的负担，同时去掉影响因素，那么糖友很可能出现血糖快速下降，从而减少高血糖的危害，减缓糖尿病进程。

新糖友如果病情需要尽快治疗而没有治疗的话，只会让血糖状况一天比一天差，长期的血糖升高会让并发症提早到来。到了糖尿病的后期，哪怕血糖得到了严格的控制，并发症带来的损害也已无法逆转。

当然，确实也有少数糖友通过运动、饮食、减重将血糖控制到正常范围，这一类糖友确实不用急着吃药，但问题是并非所有糖友都能够保证可以做到，如果正处于这一阶段，应尽快找医生咨询，进行身体状态的评估看看是否需要吃药，不要抱侥幸心理。

谣言：糖友不能吃糖

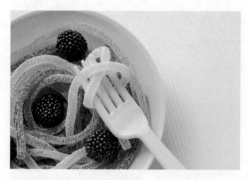

糖友不能吃糖，这个说法是不科学的。人们所说的糖，可能只是指白糖、红糖、糖果等，事实上，我们吃进去的所有食物包括蛋白质、脂肪等（除了白开水），最终都会以葡萄糖的形式被吸收、转化为能量，供给我们生命活动，只不过不同食物中"糖"的差异在于直接吸收还是间接吸收而已。糖友长期不吃"糖"可能导致身体不能及时获得能量，从而导致某些重要器官如大脑的功能衰退。糖友不是不能吃糖，而是应避免长期吃大量吸收太快的单糖，可以选择含多糖成分为主的食物作为主食。另外，糖友还应随身携带一些糖果，在发生低血糖的时候可能用来救命。总之，应该科学、合理地吃糖，把握好吃糖的时间、分量以及品种。

谣言：血糖控制的越低越好

很多糖友在测试血糖时，希望血糖值越接近正常范围越好，甚至当血糖低于正常范围时，反而觉得非常开心，认为糖尿病得到控制就应该这样。实际上，一旦发生糖尿病，人体不但容易处于高血糖状态，也容易发生低血糖，也就是人体对血糖的调控能力下降了。内分泌专家提出，糖友的血糖并非越低越好，血糖控制越接近正常范围，低血糖的风险越高，尤其是对于老年糖友来说，血糖目标更是应该宽松一点，将血糖控制在血糖标准范围的上限，甚至稍微超标都是允许的。当然，如果想知道自己应该控制在哪一个血糖范围比较合适的话，建议咨询专科医生。

糖尿病患者的家庭管理

11月14日是世界糖尿病日，2018年的主题是"家庭与糖尿病"，其主要目的就是强调家庭成员如何正确对待糖尿病患者，如何协助及帮助糖尿病患者防治糖尿病的各种并发症。据了解，糖尿病发病呈现家族聚集及年轻化趋势，危险人群的范围越来越广。

糖尿病呈家族聚集趋势

遗传和环境是造成糖尿病呈现家族聚集趋势最主要原因。

遗传方面，众所周知，糖尿病是一个跟遗传有关的疾病，据调查显示，父母一方有糖尿病，孩子得糖尿病的风险比普通人高两倍，而父母双方都有糖尿病，则孩子得糖尿病的风险比普通人高四倍。

除了遗传方面，环境也是糖尿病呈现家族聚集的重要原因。这是因为孩子的生活习惯往往受父母影响。如一家人的饮食结构基本相同，孩子的饮食偏好往往受父母影响，如果父母喜爱高热量、高脂肪的饮食，自然会增加孩子患慢性病的概率。运动也是如此，如果父母不爱运动，孩子自然也会变成"宅孩"，抗拒户外活动及运动而更愿意窝在家里看电视、玩游戏，其日后发生肥胖和糖尿病的概率也会增

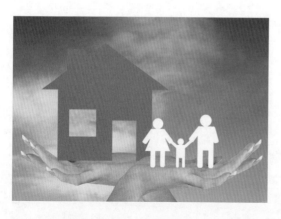

加。且生活习惯常常一代传一代，糖尿病这个慢性病与生活习惯有着密切关联，因此会呈现家族聚集趋势，从这一角度来看，即使没有血缘关系的两夫妻，长期一起生活的过程中，由于不良生活习惯都是相似的，也容易一起患上糖尿病，所以我们也把糖尿病称为"夫妻病"。

因此，家中如果有糖尿病患者，其有血缘关系的亲属患糖尿病的概率会相对较高，建议超过35岁的亲属及早筛查糖尿病，对于不足35岁，但有肥胖、高血压等糖尿病的"兄弟病"的家属，也要积极筛查，早期发现糖尿病的苗头。即使没有糖尿病，家属也应该做好预防工作，改掉不良的生活习惯，规律运动、清淡饮食、控制体重等。

家属应如何对待糖友

当患者确诊糖尿病，就意味着需要终身低糖饮食，要改变其原有的生活习惯，这对于患者来说是一个非常大的改变，很可能会让患者很难接受，而家人的陪伴及鼓励很大程度上可以消除其负面情绪。且除了对其情绪有帮助外，糖尿病患者的病情控制也离不开家人的帮助。那么，糖友家属应该如何做呢？我们建议：

心里重视，但不把病放嘴边：很多患者在确诊糖尿病后，身份的转变会让患者觉得别人会用有色眼光看待他，觉得生活失去乐趣，有的家人也会认为得了糖尿病就什么都不要干了，甚至干涉患者的爱好比如旅游、朋友聚会，以及户外运动，这样做的后果是让患者时刻感觉自己是个病人，心理负担如影相随，长此以往，患者就真的身心都有病了。我们建议作为家人应该鼓励患者正面、乐观地对待糖尿病，抱着既来之则安之的态度，思想上重视，但不要老把"糖尿病"这几个字放在嘴边并用它来过度限制患者的生活圈子及日常行为。

陪伴就诊：家属尽可能陪伴患者就诊，可以让医生更全面地了解患者平时的生活状态和治疗情况，家属也可以跟医生了解患者的病情，在饮食、运动、服药以及生活细节方面清楚注意事项，从而更好地帮助患者全面控制病情。尤其是比较重要的第一次就诊，以及病情发生重大变化时，家属应该陪伴在旁，共同面对，一起配合医生做出治疗方案的决策。

监督测血糖和运动：根据医嘱，监督患者独立完成血糖监测、运动计划、定时服药等，切记不要替代患者做这些事情，不要让患者养成过度依赖的习惯。

掌厨者根据病情烹调食品：糖友的饮食根据病情及伴发疾病的不同而不同，究竟是低糖饮食？低脂饮食？优质低蛋白饮食？还是低盐或低嘌呤饮食？糖友家中的掌厨者应该根据医生的嘱咐，把糖友一日三餐中的食物进行相应的调整，让其食得开心又健康。陈主任接诊过一个肾功能衰退、痛风的糖友，病情好转出院后，老伴在公园晨运时听说吃"核桃"可以补肾，就每天给患者吃一颗，结果过了几天，糖友的关节又痛起来。赶紧回来找医生，经反复提醒才意识到自己没有重视医生的饮食嘱咐，后悔莫及。

学会常见并发症的发现、反馈和紧急处理方法：家属应该了解常见糖尿病并发症的表现，并做好反馈和紧急处理，比如低血糖、脑梗死、心肌梗死有哪些症状，如何急救等。

学习糖尿病相关知识，不要给患者错误信息：不仅糖友本人需要学习糖尿病相关知识，家属也要关注。我们碰见过一位患者，一直以来病情控制得都很好，但有一位亲戚推荐了一位"名老中医"，让患者有空去看看，于是患者停了所有降糖药，去看"名医"，两个月后，患者发生了由于血糖太高导致的糖尿病并发症，也是后悔莫及。

糖友必做的监测，你都完成了吗?

据最新统计显示，我国糖尿病"大军"的人数已突破1亿大关，对于这1亿多的糖友而言，做好糖尿病病情的监测是重要任务。因为血糖控制的情况直接影响着糖尿病的病情，还与并发症的发生有着直接联系。因此，糖友定期监测血糖是必要的，但仅仅依靠血糖监测并不够，糖友还应定期做相关的检查，才能更好地控制病情。

五大监测不可少

一旦患了糖尿病，就应有充分的思想准备，预防各种急慢性并发症。而糖友要稳定病情，防治并发症，就需要进行综合的自我管理。监测病情是前提，以下五大监测是必不可少的。

血糖监测：患者在进行自我监测血糖之后，还应该记录下每

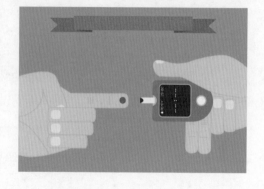

次检测的结果，配合饮食及运动情况、服药记录做好血糖自我监测日记，不仅能及时发现血糖波动，还有助于医生正确评估日常活动和药物治疗对血糖的影响。微血管病变的发生与血糖控制关系密切，长期处于高血糖的糖友，60%～80%会发生微血管病变，而空腹血糖控制在7mmol/L甚至更低的安全水平，则有助更好地预防微血管病变。但这对于老年糖友而言可稍微宽松些，以避免发生低血糖，如75岁以下糖友空腹血糖可控制在7.5mmol/L以下，80岁以上控制在8mmol/L以下。

血压监测：定期监测血压有助于防治心脑血管并发症，对于糖友而言也很重要。伴有高血压的糖友每周至少测2～3次不同时间的血压，血压正常的糖友每个月也要测量1次血压。

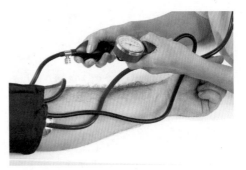

血脂监测：包括总胆固醇、甘油三酯、高密度脂蛋白胆固醇、低密度脂蛋白胆固醇等4项，最好是空腹10～12小时以上（可少量饮水）后取前臂静脉血，抽血前要避免暴饮暴食，

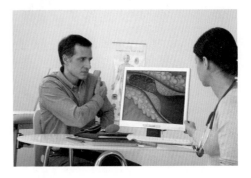

以减少由于饮食造成的血脂（尤其是甘油三酯）过高。有血脂异常的话，相关监测最好3～6个月进行1次。

体重监测：超重的糖尿病患者应每月至少测1次体重，并有计划地减轻体重。保持体重指数（BMI）［BMI＝体重（kg）÷身高的平方（m^2）］，体重指数在接近正常的范围能提高胰岛素的敏感程度，更好地发挥降糖药的作用，理想的BMI值男性为21～24，女性为21～23。

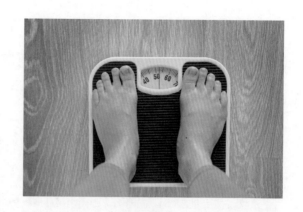

血管病变监测：无论是大血管病变还是微细血管病变，糖友都很容易"中招"，而提前做好血管病变监测很重要。监测大血管的病变风险，糖友应至少做两处的B超检查：一是颈动脉B超，检查有无斑块形成及血管堵塞，可预测脑梗死危险；另一个是下肢动脉的B超，因为下

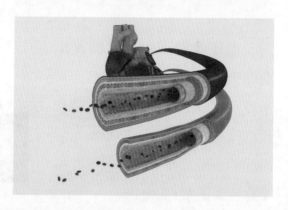

肢离心脏远，加上走路多，下肢动脉更易发生问题，下肢血管彩超可早期发现血管闭塞等风险，若出现问题，可提前使用一些改善微循环的药物及使用专门的鞋袜保护足部，也可以预防糖尿病足。

每年至少做一次的相关检查

糖友要防治并发症，管理好病情，做好以上的五大监测还不够。以下的检查，也是糖友的每年体检的"任务"。

尿蛋白检查：据统计，30%～50%的糖友会发生肾功能衰竭，而尿白蛋白是早期诊断糖尿病肾病的重要指标。因此，糖友应每年查一次尿白蛋白，能及早发现糖尿病肾病。

神经肌电图：每年测一次下肢的神经肌电图，了解下肢神经有无损伤。

消化道的肿瘤筛查：糖友容易引起便秘及胃肠神经的损伤，后者使得糖友也是患肠道肿瘤的高危人群。因此，糖友应每年进行一次消化道肿瘤的筛查，抽血查肠道肿瘤标志物是简单易行的方法之一。

眼底检查：眼底血管是全身血管的窗口，能透过它推测全身血管的病变情况。糖尿病易造成微细血管病变，而眼底血管是微细血管有代表性的"集中营"，因此，糖友每年进行一次眼底检查是很有必要的。

另外，糖友也要特别关注胰腺的问题。若出现肚子痛，疼痛部位辐射到腰背部，并有饱胀感，或者血糖突然控制不佳了，尤须警惕胰腺的问题。

血糖监测要"点面"结合

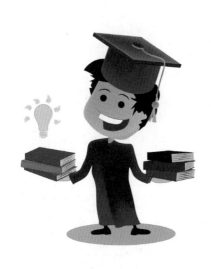

血糖监测是反应病情控制得好不好的重要指标，而这个指标要"点面"结合。点就是指日常监测血糖，其中包括空腹血糖、三餐后2小时血糖、睡前和夜间血糖。需要注意的是，餐前和餐后血糖是不能替代的，除了受胰岛功能影响，空腹血糖主要是与肝脏有关，而餐后血糖主要跟吸收有关（与胃肠吸收、肌肉吸收有关）。

因为血糖容易受一些因素影响，每次测量的数值都可能不一样，所以还需要看"面"的血糖。"面"的血糖指的是糖化血红蛋白，可以推测患者在过去2~3个月的平均血糖值，能预测是否容易发生并发症。

此外，由于"点"和"面"的血糖都不能全面地体现血糖的波动情况，建议有条件的患者可以定期进行动态血糖监测。动态血糖监测仪佩戴在身上，能每3~5分钟自动测量一次血糖，通过观察24小时的血糖曲线变化，能帮助患者鉴定治疗方案的有效性及安全性、饮食及运动习惯的合理性等。

自找糖尿病的恶习——吸烟

45岁的张先生，带着他臭烘烘的右脚来住院了，糖尿病史才2年，平时血压正常，就是工作忙碌吸烟喝酒应酬多多，这右脚1周前踩上小图钉，在当地门诊换药处理不但没好转还发出难闻的气味，入院血管彩超一查，双下肢血管均堵塞了。张先生困惑地表示，"我这糖尿病才2年，平时血糖也不是很差，咋就糖尿病足了呢？"

按常理推测，对于那么年轻的糖尿病患者，又没有高血压，即使血糖控制一般，在2年间就发生这么严重的大血管闭塞，确实有点令人费解。

那么，究竟是什么原因加快加深了张先生血管闭塞的速度以及严重程度呢？其实，张先生不仅只有糖尿病，他还有另一个和糖尿病同样可以严重损伤血管的因素——吸烟。

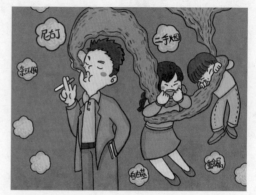

吸烟对人体的危害可以说是从头到脚的，除了大家熟知的导致多种慢性肺病、增加肺癌的发生率，还有以下的危害：

（1）致癌作用：吸烟除致肺癌、喉癌的风险显著以外，与胃癌、食道癌及结肠癌等消化道恶性肿瘤都有一定关系。

（2）对心、脑血管的影响：烟雾中的尼古丁和一氧化碳可引起周围血管及冠状动脉收缩、血流减慢，吸烟者患冠心病、脑血管病及周围血管病的发病率都明显高于不吸烟者。

（3）对消化道的影响：吸烟可诱发溃疡及慢性炎症。

（4）女性吸烟可引起月经紊乱、不孕、宫外孕、骨质疏松及更年期提前。男性吸烟者也易患不育症。

（5）对被动吸烟者的危害：妻子因为丈夫吸烟，其肺癌患病率最高为丈夫不吸烟的3倍。

（6）吸烟会损伤大脑，导致大脑退化速度加快。

（7）增加白内障发病率。

（8）加重2型糖尿病、高血压病等疾病的进展。

吸烟有如此多的危害。那么，怎样戒烟呢？下面介绍几种主要的戒烟方法：

（1）吸烟认知疗法：充分认识吸烟对自己及他人危害，树立戒烟的决心和信心，不要认为自己抽烟历史较长而戒不掉，牢牢记住这句话"我一定会戒掉"，会大大增加戒烟的成功率。

（2）吸烟厌恶疗法：采用一些负性刺激法促使患者对烟产生厌恶感。例如快速抽烟法，由于这种速度远远超出正常的吸烟速度，尼古丁在短时间内被大量吸入，吸烟者会产生强烈的头晕、恶心、心跳过速等不适感，体验完这种不良感觉后，让他呼吸一会儿新鲜空气，使两者形成鲜明对比。随后又让患者快速抽烟，直到不想再抽、看到香烟就不舒服为止。

（3）逐步戒烟法：在戒烟前制定一个戒烟计划，计算好每天吸烟的支数，每支烟吸多长时间，将下意识抽烟习惯转变为有意识的抽烟，间隔时间不断延长，最后达到戒烟目的。

（4）戒烟环境控制：许多人吸烟往往同一定的生活、环境、情绪状态联系在一起，设法避免这些因素能减少抽烟次数，当被敬烟时，对初次见面者说不会抽，对熟人朋友说喉咙不舒服或直言已戒烟。

（5）戒烟家庭治疗：妻子和孩子可做戒烟监督人。

（6）戒烟门诊：使用药物减轻患者戒断症状并制定戒烟计划，可提高戒烟成功率。

吸烟可以说是一种危害全身各个器官的"疾病"，但是它又是可以通过意志力或药物帮助"治愈"的。只要决心戒烟并付诸行动，什么时候都不会太迟。

使用胰岛素，这些一定要懂

60岁的蔡伯3年前患上了2型糖尿病，之前一直是服用降糖药控制血糖，最近，蔡伯的血糖波动厉害，医生建议蔡伯注射胰岛素。但蔡伯一听要注射胰岛素就紧张，认为胰岛素是控糖的最后"救命稻草"，一旦使用了不但会"上瘾"，还意味着"无药可治"。据了解，生活中像蔡伯一样对使用胰岛素存在误解的糖友不在少数。那么，糖友们该在什么时候使用胰岛素呢？胰岛素有哪些好处呢？

胰岛素不仅限于降糖

胰岛素是胰岛中 β 细胞分泌的一种激素，降血糖只是它的"副业"，其主要作用是促进人体三大营养素（蛋白质、糖原、脂肪）的合成，因此胰岛素又被称为"长寿激素"。而在治疗糖尿病方面，胰岛素有以下四大作用。

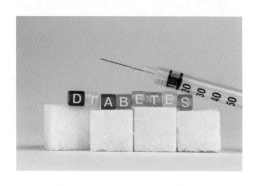

第一，在刚发现糖尿病时，使用胰岛素能快速改善高血糖毒性，使到身体快速复原。

第二，在口服降糖药效果不佳时，间歇使用胰岛素优化血糖治疗，能改善胰岛功能。

第三，使糖尿病多种并发症得到较好的治疗，如急慢性感染、各种重症等。因为胰岛素能促进三大物质的合成，因此，胰岛素可以促进各种创伤愈合，是帮助糖尿病患者渡过困难期的"救星"之一。

最后，在身体发生慢性并发症，如严重的器官并发症或衰竭时，此时多种降糖药可能不安全，而胰岛素还是安全的，因为它能在有效降糖之余，既不伤肝又不伤肾，还不会对胃肠造成负担。

胰岛功能差，越早用越好

胰岛素能有效降糖，那么，糖友们什么时候使用胰岛素为宜呢？如果糖友的胰岛功能差，就意味着自身需要的胰岛素分泌量不够了，要通过注射胰岛素"出手"相助了。例如，若糖友口服降糖药用到最大量，或已经服用多种口服降糖药，血糖还是超过年龄段可以接受的范围（如65岁以上，空腹血糖值超7.5mmol/L，餐后超14mmol/L），提示着目前的降糖方案不适合，就要使用胰岛素。其次，如果有器官的功能受损，降糖药相对来说不安全，也是适宜使用胰岛素的。

此外，在发现糖尿病的初期，进行短期胰岛素强化治疗，可以使一部分糖友逆转糖尿病，回到糖尿病前期。这是因为胰岛功能得到改善，部分患者血糖甚至能恢复到接近正常，可以不用降糖药，只要控制饮食就可以达到维持正常血糖目的了。

这些都是误区，别信

误区一：打胰岛素会产生依赖性

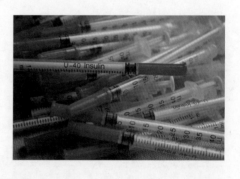

即使是正常的人群，胰岛功能也会随着年龄的增长而衰退，而糖尿病患者胰岛功能衰退得比正常人更快。因此，糖友觉得胰岛素要越打越多才能控制好血糖，这其实不是对胰岛素的"依赖"，而是体内胰岛功能衰退所致。此外，糖友有些时候对胰岛素不敏感（存在胰岛素对抗），或许是一些其他原因所致，如肥胖（越胖对胰岛素越抵抗）、合并感染、使用激素类药物或抗焦虑药物等。

误区二：打了胰岛素就不需要吃降糖药？

胰岛素只是一个外派的降糖者，如果自身仍有分泌能力，还是不要全部借助外来的力量来降糖，同时使用降糖药可以分担一些降糖的工作，这样打胰岛素的量不大，吃药的分量也可以减少，对器官的损害就少些。

误区三：打了胰岛素意味着一辈子都要打？

如果通过胰岛素短期强化治疗，有些糖友会出现"蜜月期"，也就是胰岛功能得到恢复，可以不用吃降糖药或打胰岛素血糖也正常。

使用技巧要掌握

皮下注射胰岛素是通过皮下吸收，建议要垂直皮肤，轻轻打进去，打完后不要立刻拔针，打多少个单位要相应等待多少秒，如打10个单位就等10秒再拔针。

部位要轮换：最佳注射部位有：三角肌的外缘、下缘，大腿的外缘，屁股，整个腹部（肚脐部拳头大小范围除外），每次注射的部位要与上一次相隔2cm。

针头不要重复使用：反复用一个注射针头或注射器是不可取的。因为针头非常细小，若重复使用，会起钩（肉眼看不到）从而损伤肌肉纤维，造成感染，严重的可能会使针头断开，残留在体内。

宜储存在冰箱里：在温度较高的时候，未打完的胰岛素要放冰箱储存，因为胰岛素在30℃左右会破坏掉，存储的温度在4～8℃之间为宜。启封的胰岛素宜在1个月内用完。此外，胰岛素在冰箱内拿出后，要等胰岛素恢复到常温再注射，若马上注射冷藏的胰岛素会刺激皮肤，使得皮肤产生结节，不仅影响胰岛素的吸收，还会产生感染的风险。

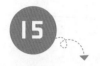
15

血糖波动，这些事一定要知道

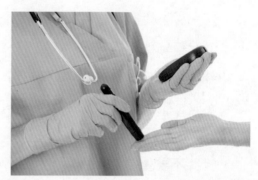

最近气温变化大，65岁的糖友张伯不小心感冒了，咳嗽、发烧等感冒症状一应俱全。可最令张伯烦恼的是，平时控制得很好的血糖，偏偏也在这时"不听话"，血糖值整天"上蹿下跳"地，吓得张伯浑身大汗。张伯就诊后，医生称是因为张伯患了感冒，体内有病菌感染，导致血糖波动。

点评：糖友在寒冷时节，如果发生血糖波动厉害，要警惕是否存在感染等问题，而做好身体状况的监测有助于平稳血糖。

感染是血糖波动的一大"元凶"

血糖波动分为两种情况：一种是空腹血糖正常，餐后血糖值大起大落；另一种是空腹及餐后血糖长期处于高水平的波动。无论是哪一种情况，都会对身体造成影响，如会出现眼睛问题、手脚麻木、疼痛、皮肤冰凉及感觉异常等症状。

血糖值在高水平波动较常见的原因是感染。感染属于一种应激状态，此时身体内会产生多种保护性物质来保护身体，这些保护性物质也称"应激激素"，最常见的是糖皮质激素，糖皮质激素的升高一方面能保护人体对抗应激状态，但另一方面也会导致血糖升高，引发血糖波动。常见的感染部位包括：肺部、消化道、尿路、胆管、皮肤及妇女阴道等。感染的病原菌除了细菌，还有病毒、真菌、结核菌等。此外，急性心肌梗死、脑梗死、外伤、肿瘤甚至不良情绪等也会导致血糖波动。

血糖高易"中招"，及时排因不可少

感染会导致血糖波动，不仅如此，长期处于高血糖状态也容易出现感染，可以说感染与高血糖是"相辅相成"的。内分泌专家介绍，人生活在大环境下，只要对外开放的器官，都会容易遭到病菌入侵。如果病菌只是少量侵入体内，于正常人而言，身体会自然地对入侵的病菌进行清除，但若身体长期处于高血糖状态，清除病菌的能力就大大减弱，病菌就会趁机在体内安营扎寨、繁衍后代，并进一步影响血糖。

如果糖友本来只是轻微血糖升高，但突然出现药物治疗或注射胰岛素量增加而血糖下降的效果不佳，或近期体重改变明显（无论轻重），都要注意是否身体状况出现了异样，应及时到专科医生处排查原因。

平稳血糖要从衣食住行入手

降温时节和寒冷的冬季，于不少糖友而言都要经历一番控糖"大作战"，糖友如何才能取胜呢？最重要的是要有良好的饮食和运动习惯。因为天气下降的原因，很多糖友减少了活动，但冬天比较容易产生饥饿感，使得糖友不自觉地吃东西多了却又减少了运动，若仍然按照原来的降糖方案，血糖也就变得不好控制了。糖友冬天容易产生的饥饿感，可以通过改吃升糖指数低的食物来改善。低升糖指数食物的特点有：比较原始，如粗粮类；颜色深，如红米、黑米等；粗加工，如煮饭时放少点水。运动方面，糖友也要保持一贯的运动量，不能因为天气寒冷而偷懒。

除了饮食和运动外，糖友也要做好以下几点：

身体监测：除了血糖外，还要注意心率、血压的检测，多关注身体的变化，对预防病菌感染、并发症都有帮助。

给皮肤补充"营养"：夏天皮脂腺会分泌油脂保护皮肤，但天气冷时毛囊会收缩，油脂分泌少了就使得皮肤表面的神经没有营养，出现皮肤干燥等情况，容易引发感染。因此，糖友在寒冷干燥的季节，要相应涂抹一些润肤液，保护皮肤。

手脚要保暖：糖友血管大多存在问题，天气冷血液循环会更差，容易出现手脚冰冷的症状，此时可在医师的指导下使用温水泡脚保暖，但切忌不要用热水袋直接接触皮肤和开着电热毯睡觉。

防脑梗死：对于糖友来说，因血液循环不好，容易出现脑梗死及心血管、下肢血管闭塞，可在医生的指导下服用抗血小板药物预防。

畅情志：心情不好也会影响血糖的平稳，还会导致抵抗力变差，因此糖友要尽量保持心情舒畅。

血糖晚正常、黎明高，睡前用中效胰岛素

谭爷爷是一位老糖友，对于测血糖一直都非常上心。这段时间，谭爷爷发现自己的血糖出现了异常，明明睡前测的血糖是正常的，但是早上起来时测的却偏高。"吃完晚饭后

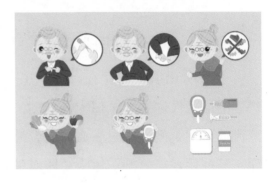

我就没有再吃东西，血糖怎么还会高呢？"谭爷爷非常不解，于是前往医院询问医生。通过动态血糖监测，医生发现谭爷爷是典型的糖尿病"黎明现象"。那么，为什么会出现这一现象？是否需要治疗？

激素、药物，导致"黎明现象"

所谓"黎明现象"，是指糖友的睡前及夜间血糖在正常范围内，但在凌晨4点至清晨7点出现高血糖的现象。人体内除胰岛素是降糖激素外，其他激素都属于升糖激素，通常情况下，凌晨4点以后正是人体多种激素的分泌旺盛期，如肾上腺皮质激素、胰高血糖素、生长激素等都在此时进入峰值，如糖友的胰岛功能差，不能产生足够的胰岛素来对抗升糖激素的作用，则会出现血糖水平增高，从而造成"黎明现象"。此类多出现在1型糖尿病和胰岛素功能衰退的2型糖尿病患者，数量很少。

此外，还有一些特殊情况可能呈现像"黎明现象"的空腹高血糖：①如糖友有焦虑、抑郁或神经衰弱等情况，在睡眠状态下交感神经仍处于兴奋状态；②糖友熬夜或夜间工作；③药物因素，如服用糖皮质激素类这些升糖激素类药物；④另外，某些抗真菌药物、抗焦虑药物、免疫制剂等也会不同程度增加胰岛素抵抗的程度，进而造成"黎明现象"。

夜间高血糖，增加血栓风险

"黎明现象"的存在，提示患者整晚处于高血糖状态。夜间高血糖的危险性远远大于白天高血糖，由于夜间人体处于睡眠状态，血液流动速度缓慢，此时高血糖更容易引发血栓形成，从而增加心肌梗死、脑梗死、猝死等的风险。所以患者发现早晨空腹血糖等于甚至高于睡前血糖时，一定要予以重视。

由于"黎明现象"多数不会给患者造成显著不适，所以只有当糖友测量全天不同时间血糖，尤其是测量睡前和空腹血糖时，才能够及早发现。临床中发现很多糖友只测量空腹血糖，或者只测早餐后2小时血糖，忽视睡前血糖，如此一来就很容易忽略"黎明现象"的存在。

动态血糖监测，证实"黎明现象"

当患者发现早晨空腹血糖等于甚至高于睡前血糖时，并不能简单的推断是"黎明现象"。想要证实"黎明现象"，还要测量糖友夜间2—3点的血糖值，如数值正常，则可能为"黎明现象"。如是低血糖，则可能是"苏木杰现象"（也称为反应性高血糖现象）。虽然"黎明现象"与"苏木杰现象"都会造成早晨空腹高血糖，但其治疗方法完全不同，如误将"苏木杰现象"当作"黎明现象"治疗，很可能造成生命危险，所以糖友一定要明确鉴别。

测量夜间2—3点血糖值，最准确的方法就是测量动态血糖，它能帮助发现整个夜间甚至于全天的血糖波动情况。如没有相应条件，也可以由患者家属在夜间2—3点间帮助患者测量，但使用此种方法测量值没有动态血糖准确，只能作为参考。

睡前用降糖药或中效胰岛素

如患者被证实为"黎明现象"，通常需要在睡前加服降糖药，或是使用中效或长效胰岛素。中效胰岛素的达峰时间大约在6~8小时，在晚上10点注射中效胰岛素，其作用高峰时间刚好与升糖激素分泌高峰重合，从而可有效控制血糖稳定。

此外，患者还要找准"黎明现象"的原因。如是熬夜造成，则需改正睡眠习惯；如是药物造成，则要根据药物性质调整治疗方案。糖友由于其他疾病服用中长效激素类药物，如在中午或晚上服用则很可能造成"黎明现象"，而调整到早上服用，能最大限度减少"黎明现象"的发生。

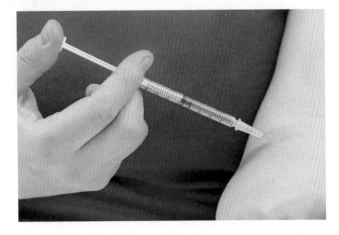

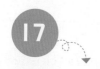

肥胖：千真万确的慢性病

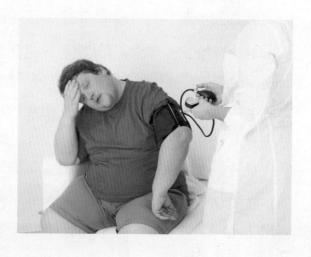

近年有学者对中国女性的减肥现象做了一番调研，结果颇令人担忧：

（1）女性更瘦，却比男性更热衷于减肥。换言之，男性并不在乎自己肥不肥，而女性却希望减掉客观上（医学标准）并不存在的肥。

（2）医学上判定的"胖与瘦"与女性主观上认定的"胖与瘦"有较大的偏差。

（3）女性年纪越轻越偏瘦，却越热衷于减肥。盲从减肥（即不肥也想减肥）现象越明显。随着年龄增大，女性越偏胖却对减肥越不感兴趣。

不该减的抢着减，该减的拖着不肯减，医生眼中的"真胖子"是怎样的？

一般认为，体内脂肪超出正常范围的20%即为肥胖。但是，人体脂肪怎么称？正常范围又是多少？这的确不容易计算。下面是几个简单易行的肥胖标准，便于民众进行自我评估。

1. 体重指数（BMI）

BMI=体重（kg）÷身高的平方（m^2）。

在我国，用BMI判断成年人的胖与瘦标准如下：

体重过轻BMI<18.5。

健康体重：18.5≤BMI<24。

超重：24≤BMI<28。

肥胖：BMI≥28。

2. 腰围

这是反映腹部脂肪堆积程度的指标。从某种角度来说，腰围的意义甚至大于体重，因为腰腹部脂肪堆积与代谢性疾病的关系更为紧密。

测量腰围时，被测者取站立位，两脚分开25～30cm，测量位置在水平位髂前上棘和第12肋下缘连线的中点（即肚脐水平），测量者坐在被测者的一旁。将软尺紧贴软组织，但不能压迫，沿水平方向围绕腰腹部一周测得的长度。

根据中国人的体质情况，我国肥胖问题工作组建议，男性腰围等于或超过90cm，女性腰围等于或超过80cm，为腹型肥胖。

3. 腰臀比（WHR）

即腰围和臀围的比例。当男性的腰臀围之比大于0.9，女性的大于0.8时，就可视为中心性肥胖，即腹型肥胖。有人形象地称之为"水桶腰"。

4. 腰围身高比

这是近年来专家所推崇的，更准确地反映内脏脂肪情况，同时也与高血压、糖尿病密切相关的指标。腰围（cm）÷身高（cm）>0.5，提示为中心性肥胖，即腹型肥胖。

另外，还有体脂百分比和内脏脂肪面积等比较复杂的指标。

胖一点，不算病？

过去，人们普遍认为肥胖只是影响体形，并不是什么病，用不着上医院。

"我家里人都挺胖的，所以我比较胖也不奇怪啊。"

"我就胖了那么一点点，就一点而已，多点脂肪，不需要大惊小怪，对身体也不会有太大影响吧。"

"我知道肥胖容易得高血压、糖尿病，可是，我现在不是好好的吗？哪有那么恐怖？"

目前仍然有人对肥胖抱着乐观的看法。

而医学研究早已证实，肥胖与很多疾病，如高血压、高脂血症、冠心病、脑血管病、糖尿病、脂肪肝、骨关节病、不育症、睡眠呼吸暂停综合征、某些肿瘤等息息相关，可引起生活质量下降，寿命缩短。

令人感到悲哀的是，大部分人并不真正懂这个问题。我们在门诊遇到的很多患者，并不是因为认识到"肥胖是病"而来就诊的。说一个人肥胖，他往往置若罔闻，但如果说他会得脂肪肝，他就会非常紧张，很多人知道肥胖容易得高血压病，但往往到查出真的有高血压病时，他才开始重视……究其原因，在人们眼里，脂肪肝、高血压病才算病，肥胖不是。

其实，早在1997年，世界卫生组织就将肥胖列为仅次于吸烟和艾滋病的第三大慢性杀手，并将其定义为一种慢性病。肥胖不仅是一种病，还是百病的源头。"一胖生百病"这句俗话说出了肥胖的全身性危害这一特征。

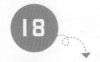

关于"干细胞移植治疗"的神话，是真的吗？

"干细胞移植治疗，打
破糖尿病不治神话，不截肢治
疗糖尿病足……"如果这样的
广告宣传出现在"草根"小医
院，大家多半会嗤之以鼻，认
为绝不可信。
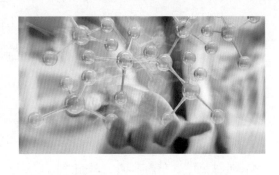

然而，当这些宣传出自一些"正规的"医疗机构，对面临截肢
而四处寻找救命灵丹的糖尿病患者而言，困惑之余，无疑有着巨大
的诱惑。

越来越多的糖尿病患者，把干细胞移植治疗看成"最后一根稻
草"，不惜倾家荡产，举债求治。只可惜，高额的治疗费用，往往只
有"打水漂"的份。病急乱投医换来的，是人财两空的悲剧。

在治疗无效后，患者开始疾呼：

"干细胞移植治疗是骗人的。"

"那是黑心医院。"

"大医院也会骗人。"

…………

其实，面对干细胞移植的治疗乱象，2010年底，中华医学会糖尿
病学分会已在其学会网站及《中华糖尿病杂志》上发表声明，明确指

出："干细胞移植治疗糖尿病尚处于临床应用前的研究阶段""干细胞移植治疗尚不能作为糖尿病等下肢血管病变的常规治疗手段""不得向参加临床试验的糖尿病患者收取与临床试验相关的费用"。

尽管医学界一再声明，无论是干细胞移植治疗糖尿病，还是干细胞移植治疗糖尿病足，都处于临床应用前的研究阶段，不建议作为常规的治疗手段。可某些医疗机构仍然迫不及待地把干细胞移植治疗手段"装点"为常规有效的技术推向市场。

有糖友尝试用中文在搜索引擎上输入"干细胞移植治疗"和"糖尿病"等关键词，可以轻松搜索到设立在不同医院、名目众多的"干细胞移植治疗中心"。这些中心声称：已能通过干细胞移植治疗糖尿病和糖尿病足，而且疗效确切。这些医院的干细胞移植治疗中心主动将电话号码公布在网上，随时接受咨询。有糖友家属拨通了其中几个治疗中心的电话后发现，这些干细胞移植治疗中心，就诊程序都非常简单，只要事先通过电话预约，看病时直接前往即可。接电话的人，显然很了解患者的心理，对"治疗是否有效"，回答得斩钉截铁。而收费上则参差不齐，少则三五千，多则七八万。

这些年在原卫生部已发布的规章制度中，涉及医疗技术临床试验管理的是于2007年1月11日起施行的《涉及人的生物医学研究伦理审查办法（试行）》。该办法只对医疗技术临床试验的伦理审查做了规定。很大程度上，这仍然取决于医院和医生的自律。2009年，原卫生部发布了《医疗技术临床应用管理办法》，将干细胞技术归入"第三类医疗技术"，指其"涉及重大伦理问题，安全性、有效性尚需经规范的临床试验研究进一步验证"，并要求，若用于临床治疗，须经卫计委等相关部门审批。对于医疗技术的监管细则，该办法第五十九条指出："第三类医疗技术临床试验管理办法由卫生部另行制定。"

这些年来，确有医疗机构进行干细胞移植治疗的临床研究，但是"临床研究"毕竟与"临床治疗"不一样，有些干细胞移植治疗中心为了吸引患者，在实际操作和宣传中，往往不向患者提"研究"或"试验"二字，而患者急于治病，当然也不会过问这些，稀里糊涂地花钱充当了"小白鼠"。

链接：干细胞移植能治好糖尿病（足）吗？

干细胞是一类具有多向分化潜能的细胞。在一定条件下，可分化成多种功能细胞，具有再生各种组织器官的潜在功能。

目前，干细胞移植治疗最为成熟的应用领域是血液病方面，很多白血病患者因为移植了干细胞而重获新生。人们希望，干细胞也能如愿变成胰岛细胞，为糖友们提供身体缺乏的胰岛素或者变成血管细胞，为饱受糖尿病足之苦的患者重建血液循环。

不过，尽管干细胞移植治疗研究为更好地治疗糖尿病提供了美好的前景，但该技术尚处在临床应用前的研究阶段。尚未推荐作为常规的临床治疗手段。

小知识：临床试验一般不收费

按国际惯例，要对一项医疗新技术进行临床试验，首先需要通过动物试验初步评价安全性和有效性，根据评估结果确定是否开展临床试验。立项后，在监管部门注册备案，在试验前告知风险并对志愿者进行筛选。试验过程中，严密监控，试验后还要对志愿者定期随访，这些都是必不可少的环节。此外，临床试验一般不收取患者费用。

糖尿病患者怎样选好鞋?

　　由于足底压力升高是糖尿病足溃疡的重要危险因素，患者在选鞋时，应该注意以下的细节：

　　（1）鞋面四周应是封闭性的，以柔软宽松的布鞋为好。不宜购买前露脚趾、后露脚跟的凉鞋。尽量不要选择懒汉鞋、船鞋、套鞋，以免造成脚面受力不均匀。

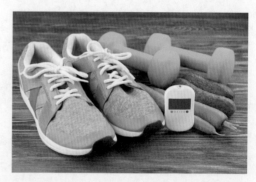

　　（2）试鞋时应穿着袜子，最好是厚袜子，在室内多走几步，确保鞋子够长、够宽、够深，使双脚有宽松的空间，不能有任何部位的不适感。

　　（3）个别患者人足部外观严重畸形，很难购买到一双合适的鞋子，此时应"量足制鞋"，不可随意凑合。

　　（4）部分人两只脚的大小是有差别的，不同厂家鞋子号码的大小可能也会有所差异，买鞋时，两只脚都应该试一试，最后应以较大一只脚的尺码为准。如果两只脚大小差异很大，可按两只脚的尺码各买一双。

　　（5）糖尿病护足鞋及减压鞋垫可明显降低足部压力，但价格较贵一些，有条件的糖友可在医生指导下定制使用。

糖友春运，收好这份"出行清单"

每年春节，人们纷纷跨上旅途，有的人是回老家、有的人去旅游，有的人去探亲，人们避免不了开车、乘车、乘火车、乘高铁、乘飞机、乘船……春运，对于健康人群来说，已经是一大困扰，对于糖友而言，更是如此。长途旅行中充满了威胁糖友健康的因素，想要安全出行，就要提前做功课，

搜索旅程信息

在出行前，糖友需要查好旅程的相关信息，如搭乘高铁或汽车需要多长时间等，预计好等候的时间和延误、堵车的时间，以便做好相关计划。此外，还要搜索目的地的医院、药店所在位置，距离住的地方有多远，以防发生意外情况时能第一时间获得帮助。

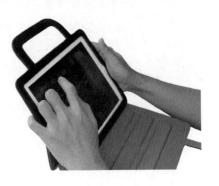

准备足够的、健康的食物

在旅途中，由于种种原因，如长途汽车不提供餐食、飞机延误等，人们往往容易三餐不定时，一不注意就过了用餐时间，或是到饭点找不到吃饭的地方。而糖友必须按时进食，否则很容易发生低血

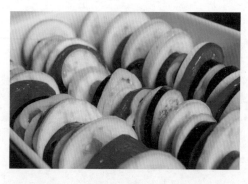

糖。为预防上述情况，糖友在出行前要准备好自己爱吃的、健康的、营养均衡的食物，且食物种类最好能够多样化。蛋白质类，如牛奶、鸡蛋；主食类，如土豆、番薯、饼干、面包等，最好不要烤制或油炸的食品；水果类，如柚子、猕猴桃等含糖指数较低、纤维素较高的水果。尽可能保证在旅途中也能够做到营养均衡。为预防低血糖的发生，糖友还应随身携带水果糖，但需注意的是，一旦发生有感觉的低血糖，建议每次吃一颗，等10分钟左右看看症状是否改善，有条件的测指尖血糖来证实最好，千万不要大把大把地吃，后者将导致血糖大幅度波动，得不偿失。

此外，糖友还应带上热水或保温杯，糖友的胃肠道较常人弱，旅途中喝热水可防止胃肠道不适。

准备"过量"药物

糖友出行，需要带够药物，且最好能够多带，如出行1周，不能只带1周的药量。出行在外，糖友的生活节奏与平时不同，血糖较平时更易出现波动，且波动幅度会更大，有时需要增

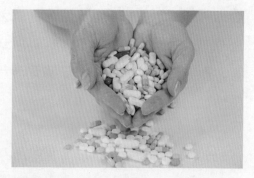

加药量，如只带常规量的药物，则可能捉襟见肘。此外，出门在外，药物很可能会丢失，春运票务紧张，也可能出现滞留不能如期回家，所以建议糖友尽可能多带些药物。另外，一些老人家记性不太好，家

属应提前准备好药盒，逐日放好需要的药物。

此外，要准备好日常用药，如感冒药、止泻药等，根据自己的身体情况，准备救急药，如高血压患者准备极速降压药，冠心病患者带硝酸甘油，还有创可贴、创伤药膏等。

自制"糖尿病护照"

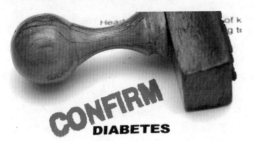

糖友在旅途中，由于饮食、运动、睡眠等不规律，出现意外情况的概率增加。因此，携带"糖尿病护照"很重要，让别人知道你是个糖尿病患者。糖友不妨自制一个卡片，写上自己的基本资料，如：简单的病史、有无并发症或其他疾病、平时治疗用药的方案、紧急联系人及其电话等。将"糖尿病护照"和身份证放在一起，以便发生意外时供医生或旁人参考。

糖友的"日常"用品

首先，因为出行血糖更易波动，糖友要增加血糖监测频率，应随身携带血糖仪，有高血压的糖友还要携带血压计。其次，测血糖前需要给手指消毒，需注射胰岛素的患者要给皮肤消毒，但

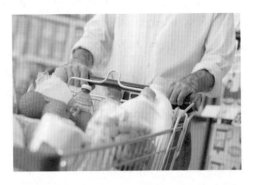

消毒酒精携带不便，糖友可购买酒精棉球或酒精棉片。第三，准备防滑、舒适的鞋子和拖鞋。

自制胰岛素储存包

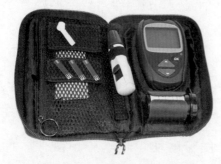

门诊遇到不少患者提出，出现储存胰岛素不便，出行能否不打胰岛素？专家表示，是不建议这样做的，出行途中，由于吃的东西并非针对糖尿病患者来制作，很可能导致血糖更加波动，糖友应坚持原有的治疗方案，做好加量的思想准备。糖友可自制胰岛素储存包，如用一个保温杯或布包、塑料包，将冻好的冰袋（药店、超市有售）放置其中，可保存1天。

胰岛素上飞机，开具糖尿病证明

当需要乘坐飞机或出境时，由于胰岛素注射器含针头，胰岛素也是液体药品，所以为防止安检被扣，很多糖友选择将胰岛素托运。但其实，胰岛素是不适宜托运的，托运仓在高空飞行过程

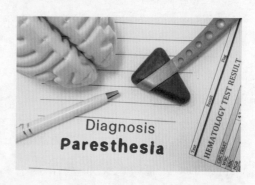

中会处于极低温环境，使得胰岛素变性。内分泌专家指出，糖友如需乘坐飞机，应提前到专科医生处开具糖尿病患者需注射胰岛素的证明，如此即可顺利通过安检。

如果持续坐车的时间超过1小时，建议中途站起来走动一下，或者把脚抬起来。避免长时间双下肢下垂导致静脉血栓形成的风险增加。

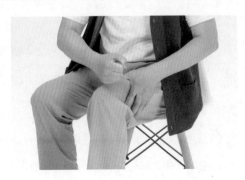

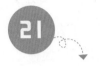

口服避孕药对女性糖尿病患者的影响

核心提示：口服避孕药本身有增加血液黏稠度的作用，糖尿病患者服用避孕药会增加血液黏稠度，从而导致糖尿病患者血栓形成的风险增加。因此，不建议女性糖尿病患者长期使用口服避孕药来达到避孕目的。

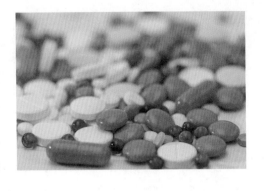

随着糖尿病患者数量的增多以及年轻化，越来越多的育龄期女性糖尿病患者将面临长期与糖尿病"和谐共处"的问题，由于她们的生理特点与普通育龄期女性一样，因此，使用各种口服避孕药的人数亦不在少数，而控制血糖、预防慢性并发症是治疗糖尿病的重点，女性

糖尿病患者使用口服避孕药对血糖、胰岛素使用和糖尿病并发症有着怎样的影响？

长期规律使用避孕药会影响血糖

一般说来，口服避孕药根据药效的维持时间以及服法的不同，分为长效、短效及速效避孕药。复合避孕药多属于长效制剂，里面会含有雌激素和孕激素，长期服用这类避孕药会使女性发生规律的阴道出血现象，我们称之为"撤退性出血"，同时达到避孕目的。一些临时避孕药（也叫紧急避孕药）如：毓婷属于速效制剂，它的主要成分就是孕激素。无论是雌激素还是孕激素都会对人体的内分泌造成一定的影响，对于一些特殊人群如糖尿病患者，它的不良影响就更加大了。虽然现在的避孕药制剂越来越安全，但无论是多少剂量，其所含的激素成分及性质是不变的。

另外，我们知道糖尿病患者的关键所在就是胰岛功能出了问题，或者说胰岛素的作用出了问题。口服避孕药要不就是雌激素类化合物，要不就是孕激素化合物或者二者的复合物，这些激素可能通过减少胰岛素受体的数量或者降低与胰岛素结合的亲和力来干扰胰岛素的作用，如果糖尿病患者长期使用这些药物，会增加胰岛素抵抗程度、增加胰岛素的需要量。

再者，糖尿病患者使用的很多药物是通过刺激体内胰岛素水平增加达到降糖效果，或通过改善周围组织对胰岛素的敏感性来降血糖。这些避孕药也会干扰这些过程，可能使得原来有效的降糖药变成无效或疗效下降。如果长期规律使用复合口服避孕药对血糖控制造成的不良影响可能更严重。

避孕药增加血栓形成风险

糖尿病患者的特点就是慢性高血糖，除了高血糖外也常伴有别的代谢问题如内分泌异常、高血脂等，加上糖尿病患者的凝血功能比普通人要差些，某种状态下血液黏稠度比常人要高一点。由于口服避孕药本身有增加血液黏稠度的作用，糖尿病患者长期服用避孕药会进一步增加血液黏稠度，从而导致糖尿病患者血栓形成风险进一步增加。因此，不建议女性糖尿病患者长期使用口服避孕药来达到避孕目的。

有文献指出，口服避孕药对凝血的影响主要与雌激素有关。聚集在肝脏中的雌激素影响体内的凝集（纤溶）平衡。正常人血液中的许多天然凝血抑制因子起着维持凝血和纤溶内环境平衡的调节作用。不恰当的体内雌激素水平增加，可能通过增加纤维蛋白原、凝血因子，减少抗凝血酶而使血凝功能亢进。雌激素还可通过增加血小板聚集及黏附能力从而促进血栓形成。孕激素同样可以增强凝血因子的作用增加血液黏稠度，它对凝血功能参数的影响与其类型和剂量，是否有雌激素、给药途径、疗程有关。对于只用孕激素的妇女，聚集和纤溶系统只会有微小变化。但孕激素能增加静脉的容积和扩张性，降低血流量，易导致静脉血栓。孕激素有不同程度的血管收缩作用，可能加重缺血性疾病易患人群的病情。

糖尿病患者安全避孕的方法选择

一般说来，女性常用避孕方法主要有：

1. 避孕药

避孕药的种类很多，如：短效避孕药、长效避孕药、探亲避孕药、皮下埋植避孕药、外用避孕药等，其中应用最多的是短效避孕药，如能正确服用，避孕效果几乎达百分之百。

2. 节育环

节育环是应用广泛的一种长效避孕工具。常用的为不锈钢圆形环，这种节育环一次放入可以避孕20年左右，缺点是脱落率和带环怀孕率较高。

3. 阴道避孕药环

阴道避孕药环使用方法简便，避孕效果也不错。

4. 阴道隔膜

阴道隔膜使用时比较麻烦，如不能正确掌握放置技术，容易失败。

5. 输卵管绝育手术

输卵管绝育手术为一种永久性避孕措施，一次手术可以终身避孕，特别适用于不再生育或因病不能生育的妇女。

6. 安全期和哺乳期避孕法

安全期和哺乳期避孕方法不易正确掌握，容易失败。

一项调查资料表明，在使用节育环避孕的糖尿病妇女中，一年内大约有35%的人避孕失败。也就是说，糖尿病育龄妇女采用节育环避孕也不保险，使用口服避孕药不良影响又大。那么，该采用什么避孕方法比较好呢？

我们说，糖尿病育龄女性患者所采取的避孕措施与常人无异，但从糖尿病患者的健康和生活质量来说，建议糖尿病患者避孕优先选择对病情无不良影响的方法，如节育环及避孕套，不适宜采用节育环的女性可选择避孕套。

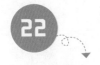

打胰岛素，血糖监测有重点

对于糖尿病患者而言，控制好血糖，不仅要合理用药，学会科学监测血糖也很重要。对于要注射胰岛素的糖友而言，血糖的监测也有讲究，这要根据不同类型的胰岛素注射时间来决定。

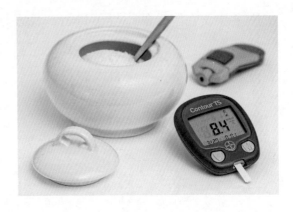

有些胰岛素必须餐前打或餐后立刻补，例如短效或超短效这些胰岛素品种，短效必须餐前半小时左右打；超短效胰岛素可以餐后立刻打；长效胰岛素什么时候打都可以；中效胰岛素是餐前1个小时打或睡前打，建议打大腿外侧。

打不同类型的胰岛素，监测血糖的重点也各有不同。例如，打长效胰岛素重点监测空腹血糖；打短效胰岛素或超短效胰岛素，监测餐后2小时血糖；如果是打预混胰岛素，如早餐前打，要监测晚餐前的血糖；如果是晚餐前打的预混胰岛素，要监测睡前的血糖。另外，还应注意增加在容易发生低血糖的时间点监测血糖，以便更好地了解胰岛素的用量是否合适。

那么，监测血糖后，怎样的差值才说明胰岛素的用量是合适的呢？糖友们可以通过餐后血糖减去餐前血糖的差值来判断，如果餐后与餐前的血糖差值在4mmol/L左右，这说明短效或超短效胰岛素的用量是合适的，饮食的结构、分量与运动量也是合适的。

　　需要注意的是，如果遇到特殊情况，如感冒、发热、腹泻等症状，胰岛素的需要量可能要适当增加或减少，例如，餐前按原计划要打6个单位胰岛素，但发现胃口不好不想吃东西，打的单位就要减少。然而，具体要根据血糖监测的情况来决定，而胰岛素的增加或减少用量建议在医生的指导下进行，糖友切莫擅自调整。如果使用的是长效胰岛素，可以按照空腹血糖的目标来简单调整睡前的用量，要是有血糖仪在身边，每次自己调整1~2个单位的胰岛素也是安全的。

一 糖尿病骨质疏松防治操（陈氏骨松操）简介

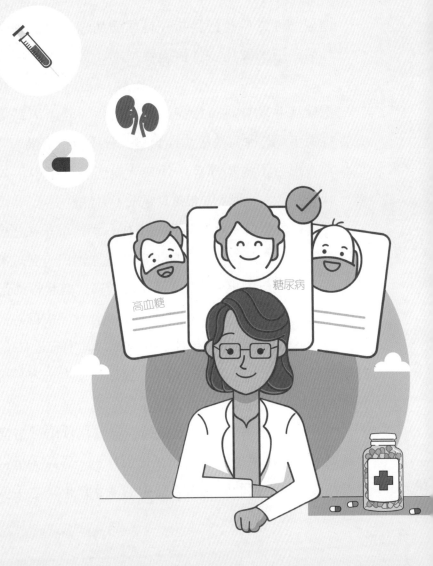

创作目的

根据美国国家骨质疏松基金会（NOF）数据统计，50岁以上的人超过55%存在骨量丢失；目前大多数流行病学研究已明确1型糖尿病患者伴有骨折风险增高。与年龄匹配的对照组相比，1型糖尿病的中年患者中，30%～60%存在骨量丢失，10%～30%患骨质疏松症。2型糖尿病患者骨量降低和骨折的风险报道不一，取决于疾病控制、病程和终末器官损害。

糖尿病性骨质疏松是指在糖尿病病理生理过程中出现的骨量减少及骨骼微结构破坏、骨骼脆性增加，被认为是糖尿病的慢性并发症之一。

糖尿病并发骨质疏松症、骨质增生、软组织钙化、关节周围炎等骨骼病变，统称为糖尿病性骨病。骨质疏松症随着年龄的增长而加重，常表现为腰痛及骨折。骨关节损伤多见于中年久病的糖尿病患者，男性占58%，女性占42%，好发于男性。

骨骼是由蛋白质基质和钙盐组成，钙盐沉积在蛋白质的基质上。由于胰岛素缺乏，骨基质（糖蛋白及胶原蛋白）合成减少。高血糖时的渗透性利尿可致尿钙、磷、镁排泄增多，引起骨钙化减少。

骨质疏松症是一种使骨密度降低、骨量减少的疾病。据统计，有1/2～2/3的糖尿病患者伴有骨密度减低，其中有近1/3的患者可诊断为骨质疏松。因此，与正常人相比，糖尿病患者更容易患上骨质疏松。具体原因如下：

（1）由于糖尿病患者血糖高，肾脏在排出过多葡萄糖的同时，对钙离子的滤过率也随之增加，日积月累，导致大量钙流失。糖尿病患者在大量排出钙的同时，骨骼中的磷、镁也随之丢失，促使骨骼中的钙质释放，骨量减少。

（2）糖尿病患者由于胰岛素分泌不足，胰岛素促进骨基质的合成和胶原的形成，所以认为它是一种促进骨形成的激素。胶原蛋白合成不足，也促使了骨质疏松的发生，增加骨折的危险。另外，胰岛素对正常的骨矿化和增加骨基质合成细胞的数量等来说是必不可少的激素。

（3）糖尿病患者活动减少或重力刺激不足，使骨总量下降。糖尿病患者限食易造成营养不合理，如钙和蛋白质缺乏，酗酒吸烟者，更会加重骨质疏松或骨病的进展。

综上所述，本《糖尿病骨质疏松防治操（陈氏骨松操）》共八节，每节两个八拍，简单易学，且不限时间地点。针对老年糖尿病患者能起到有效预防和缓解骨痛、防治骨质疏松、防止骨折的作用，它能加强患者肌肉力量，改善骨质量，通过本操中多个肌肉伸展运动，坚持练习能有效增加平衡协调能力，增加骨骼强度，保护关节，预防跌倒。

糖尿病骨质疏松防治操示意图

第一节：倾仰运动　　叉腰，前倾一举手，后仰

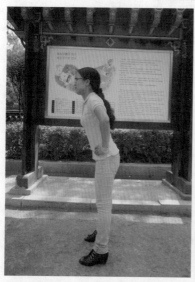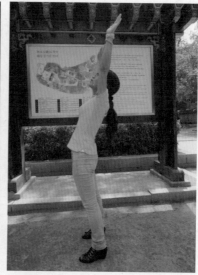

此节要点：腿和臀部绷直，依靠腰部力量前倾和后仰

第二节：侧身运动　　左手叉腰，右手上举，向左侧身一反之

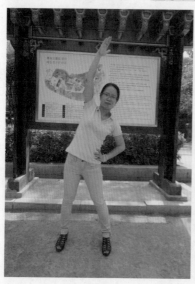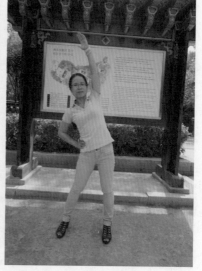

此节要点：手臂，腿以及头部保持在同一水平面

第三节：扶膝运动　弯腰扶膝—举手站立

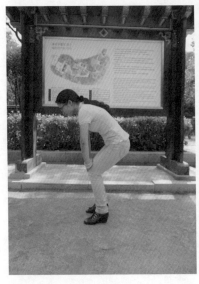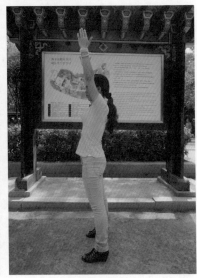

此节要点：弯腰扶膝后站立即可，无须后仰，手臂与肩呈45°角即可

第四节：屈膝运动　双手叉腰—左膝弯曲—右膝弯曲

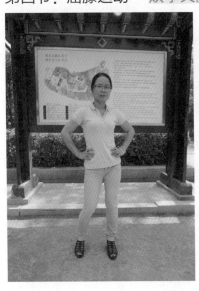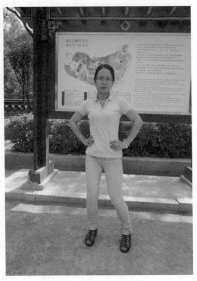

此节要点：上身不动，依靠臀部和膝盖的力量完成，膝盖向内侧弯曲45°

第五节：起立运动　双手平伸—坐蹲—直立

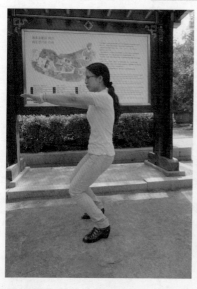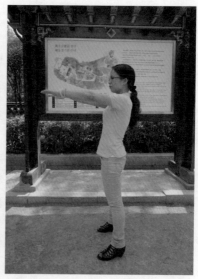

此节要点：双臂平伸，上身不动，依靠腿部力量，在自己能力内尽力下蹲

第六节：蹲步运动　双手掐腰，弓箭步—右蹲—左蹲

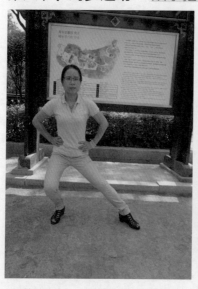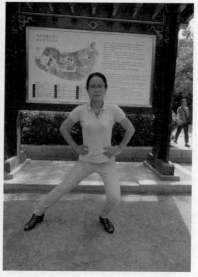

此节要点：双腿分开两个肩宽，上身不动，依靠腿部力量在自己能力内尽力侧蹲

第七节：伸展运动 右腿上前，双手伸展—左腿 上前，双手伸展

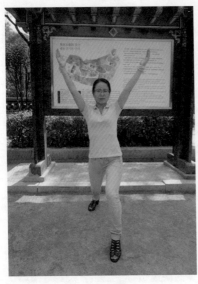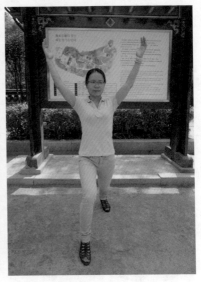

此节要点：向前迈出约两个肩宽，双臂与肩呈45°上举

第八节：推手运动 下推手—前推手—上推手—双侧推手

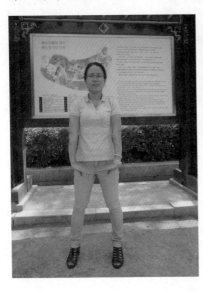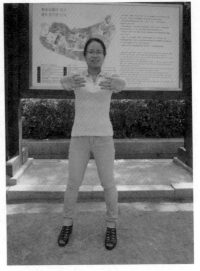

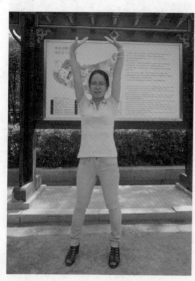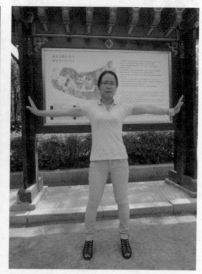

此节要点：气沉丹田，类似太极推手之法

优点：此操共八节，每节两个八拍，简单易学，且不限时间地点。

特点：此操的重点是拉伸动作较多，目的是加强患者的肌肉力量，改
善骨质量，预防跌倒。

二 微信公众号"糖胖伴侣"介绍

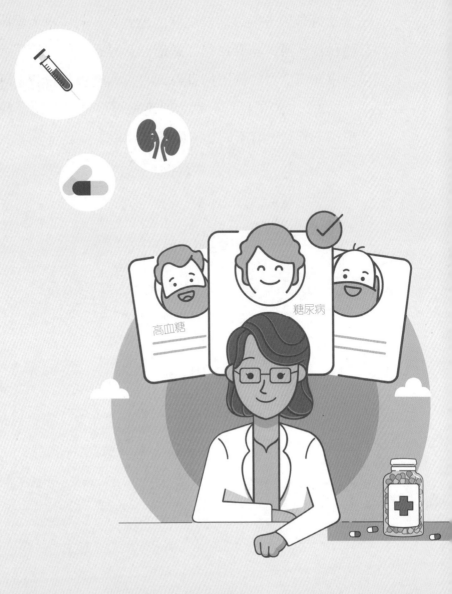

　　"糖胖伴侣"是"广州医科大学附属第一医院"为认证主体的官方微信公众号，由"广州医科大学附属第一医院内分泌科"管理及运营。

　　2019年国家发布《"健康中国2030"规划纲要》，将实施慢性病综合防控战略，加强国家慢性病综合防控示范区建设。实现糖尿病患者管理干预全覆盖，逐步将慢性病早诊早治适宜技术纳入诊疗常规。糖尿病与肥胖的治疗，任重而道远。

　　为更好地服务糖尿病及肥胖的患者，广州医科大学附属第一医院内分泌科特开通"糖胖伴侣"微信公众号，为广大糖尿病及肥胖患者提供健康知识学习、健康信息咨询、疾病管理与自我管理等。公众号主要分为3个主菜单栏：分别为科室概况、糖友学院、我和医生。各主菜单栏下分别设有不同功能的子菜单栏。

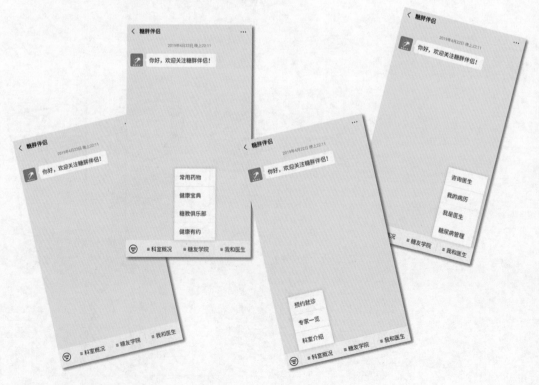

一、科室概况包括了预约就诊、专家一览、科室介绍3个子栏目：

您可以在"就诊指南"栏目中了解我院详细就诊流程及方式；

在"专家一览"中查看内分泌各专家详细介绍及门诊出诊时间；

在"科室介绍"中了解内分科相关详情。

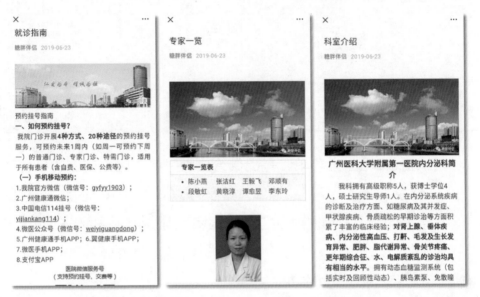

二、糖友学院目前设置了"常用药物""健康宝典""糖尿病俱乐部""健康有约"4个子菜单。

在"常用药物"中，您可以了解常见糖尿病药物及胰岛素的相关介绍及使用的一些注意事项，后期我们还会增加糖尿病并发症药物及保健品的介绍。

在"健康教育知识园"中，有内分泌科各位专家撰写的关于糖尿病及肥胖的健康教育知识。

在"糖教俱乐部"中，详细介绍了"糖教俱乐部"的情况，及俱乐部活动时间安排，以及"糖教俱乐部"历次精彩活动的回顾与总结。

在"健康有约"的栏目中，我们会定期发布一些最新的健康咨询及健康主体文章，后期还会分期发布围绕"糖尿病"和"肥胖"的主题文章。

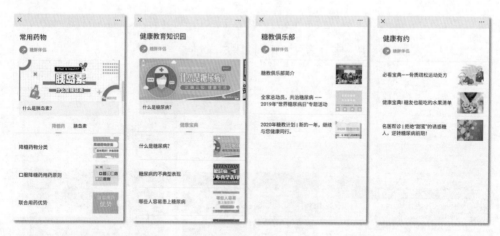

三、我和医生主菜单，是提供给广大患者与医生交流的平台及加入"糖尿病管理"项目的端口，其根据功能，目前设置有"咨询医生""我的病历""我的医生""糖尿病管理"4个主要的子菜单。

患者可以在"咨询医生"界面注册账号，与内分科医生建立交流，实现线上咨询医生的功能。

在"我的病历"中，广大患者可以如实填写自己的病历资料，方便在咨询医生时，能及时根据您的病历资料，给出合理的健康建议。

而"我的医生"界面自然是提供给医生使用，从而实现医生与患者的交流。

最后"糖尿病管理"界面是提供给参与内分泌科"糖尿病管理"研究项目的患者，在管理期间及时获取血糖信息、管理医师的健康处方等。

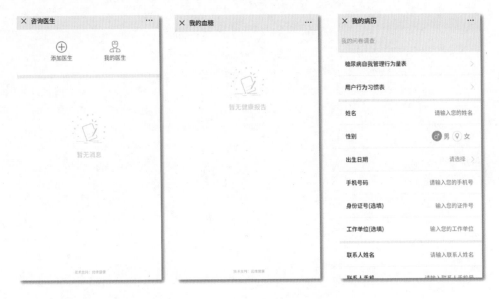

　　"糖胖伴侣"微信公众号开通于2019年2月28日，在为期7个多月的前期开发和功能完善后，于2019年10月正式试运行，在试运行期间，结合广大关注公众号的糖友及肥胖患者的建议和意见，我们逐步改进和完善，现正式上线。欢迎广大糖友及肥胖患者扫码关注。

扫一扫二维码关注
广州医科大学附属第一医院
内分泌科贴心管家糖胖伴侣
更多健康知识，尽在其中！

后记

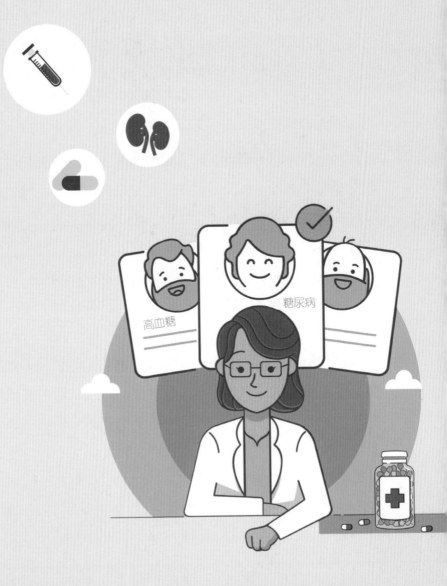

转眼间，我们的糖尿病科普教育在"广州医科大学附属第一医院糖教俱乐部"的平台上已走过了10多个春秋，每每回想起成立之初直到现在的10多年间，我们团队那些来自不同专业的资深专家、护士以及志愿者，为了让广大糖友及其家属更多地了解糖尿病及并发症的防治知识，精心策划每一个专题活动的主题及内容，反复琢磨如何把枯燥深奥的专业知识演绎成通俗易懂的大众语言，手把手地指导糖友们避开那些常见的糖尿病误区，那些场景让我非常感动。

尽管我们做的都是些不起眼的工作，然而走过10年，回过头来总结过去的工作时，发现这些年来取得的成绩仍然让我们觉得努力没有白费。糖教俱乐部成员中目前在册登记的糖友人数已过千人，参加糖教专题活动的人数也从第一次的10多人增加到目前的近百人。让人开心的是糖友们基本不用通知，每个月的第2个周六上午10点，他们都会自发地、准时来到我们的新大楼四楼集中，与我们的工作人员以及志愿者成了熟人、亲人，聚在一起分享的不但有控糖成功的喜悦，也有控糖路上的辛酸、痛苦、失望、焦虑等心路历程。许多次专题活动都给我们留下了深刻的印象以及深深的感动。让我们喜悦的还有，我们宣传的糖尿病防治知识确实起到了潜移默化的作用，经常参加糖教活动的糖友们不但病情控制得更平稳，反复住院的情况更少，性格也变得更开朗、乐观、坚强。

我们的糖教俱乐部也是这本科普书的摇篮，10多年来我接受了众多媒体的采访，写下了许多科普文章，许多文章的灵感就来源于糖友们的亲身经历。书里面的话题也是他们提得最多的、较为关注的焦点所在。因此，相信这些话题也是广大糖友们关心的内容，希望本书的面世能帮助更多的糖友及其家人，在书中找到在控糖路上碰到的种种疑问的答案。

　　最后，我要深深感谢那些来自不同学科的资深专家们，感谢他们10多年来义务提供糖尿病不同领域防控知识的专题讲座，这些专家分别来自内分泌科、营养科、眼科、中西医结合科、神经内科、心血管内科、胃肠外科等，以及为每一次糖教活动的成功举办提供帮助的相关部门、工作人员以及志愿者们。感谢为这本科普书顺利面世给予支持、提供帮助的领导、朋友们。感谢为本书的撰写提供素材的同事及糖友们。感谢提供基金支持的广州市科技计划项目。

　　总之，因为有你们无数的支持与鼓励，才有了今天的《控糖有道》。感恩！在此一并衷心地道谢！

陈小燕

2020.7.11　广州